「養生訓」に学ぶ！病気にならない生き方

元気で人生を楽しむために大切なこと

元国立長寿医療研究センター予防開発部長
名古屋学芸大学大学院教授
下方浩史

素朴社

はじめに

私が医学生だった頃は医学が急速に進歩した時代であり、臓器別の医療へと専門化が進んだ時代でもあります。未病というような考え方もなく、予防よりも先端的な医療技術の開発が注目されていました。『養生訓』についての講義などもなく、昔の知恵は忘れ去られていました。

私が大学病院にいた当時は、たとえば耳鼻咽喉科の病棟には喉頭がんの患者さんが多くいて、治療を受けていました。しかし、喉頭がんが進行して重症化すると、肺炎、不整脈、腎不全などさまざまな合併症が起きてきます。そのつど、呼吸器の専門医、循環器の専門医、腎臓病の専門医などが出入りをして、それぞれに指示を出すので、病棟の看護師は混乱して、どうしたらいいのかわからなくなるようなことが多々ありました。

私は老年病の専門医です。高齢者は同時にいろいろな病気を持っていることがほとんどです。心臓病、高血圧症、糖尿病、慢性気管支炎、関節症、骨粗鬆症、前立腺肥大、白内障などの病気を同時に患うことがあり、いくつもの病院に通い、何人もの専門医にかかって、多量の薬を処方されるというケースがよくあります。

ある時、耳鼻咽喉科の患者さんが老年科に受診に来られました。内科の合併症を全部診て対応したところ、患者さん本人だけでなく家族からも大変感謝されたことを覚えています。それ以降、耳鼻咽喉科の病棟で患者さんが重症になると、私の自宅に夜中でも電話がかかってくるようになりました。さらに脳外科病棟などからも同じように頻繁に呼び出されるようになった時期がありました。

最先端の医療は重要ではありますが、最先端の医療技術が必要な病気はむしろまれです。人間である患者さん、そして家族のことを考え、一番適切な治療を行っていく医療が重要だと私は思っています。

病気になるのはつらいことです。痛みや障害が出て、日常生活のいろいろなことができなくなります。家族に負担をかけ、治療費用もかかります。病気になる前の未病のうちに治療する、病気に進行するのを予防することが最も重要なのです。予防医療、健康増進という考え方は、病気になってからの治療よりもずっと優先されるべきでしょう。とくに、認知症などの老年病には有効な治療法がない病気が多くあります。つまり、予防が唯一の対応方法なのです。

三〇〇年も前に書かれた『養生訓』は、予防医学という観点からの最初の書物といってもよいものです。古代からの風習や言い伝えをまとめるのではなく、長生きをした自分自身の実践体験をもとにして書かれています。『養生訓』では、心の持ち方を「気」という概念で伝え、さらに日常生活のあり方について事細かに書いています。二十一世紀になって読み返しても、その多くが理にかなっていることに驚かされます。

私が『養生訓』と出会ったのは一五年ほど前です。鳥取大学で開催された学会の講演に招かれたときに、貝原益軒の直系の子孫である貝原信明先生にお会いしました。鳥取大学で外科の教授をしておられましたが、先生のお話をうかがって『養生訓』に興味を持つようになったのです。その後、平成一六年に日本経済新聞からの依頼で、『養生訓』の内容を現在の予防医学の考え方と対比させながらわかりやすく解説した、「はつらつ養生訓」という連載を一年間にわたって毎週続けました。このときに『養生訓』の内容を細かく検討し、私自身の研究成果や最新の医学情報と比較し、経験にもとづいた昔からの知恵は、現代医学から見ても正しいのだということを痛烈に感じました。

『養生訓』が書かれて三〇〇年目の年に、再度、『養生訓』について書く機会に恵まれ、ほんとうによかったと思っています。『養生訓』に、現代の予防医学の成果、私たちの行ってきた研究の成果を交えて、現代の養生訓を書いてみました。この本を読んでくださった方々の健康維持、増進、疾病予防に役立つことを心から願っています。

平成二五年五月

下方浩史

目次

第3章

食養生こそ健康の基本

第5章 元気で人生を楽しむ生活習慣

第6章

健康で朗らかな長寿のために

＊本書で引用した「養生訓」の書き下し文は、講談社学術文庫「養生訓」（伊藤信友訳）に準拠しました。
引用文の後の括弧内の表記は、講談社学術文庫で記されている巻と章の番号を表しています。

第1章

セルフケアの名著『養生訓』と最新の予防医学

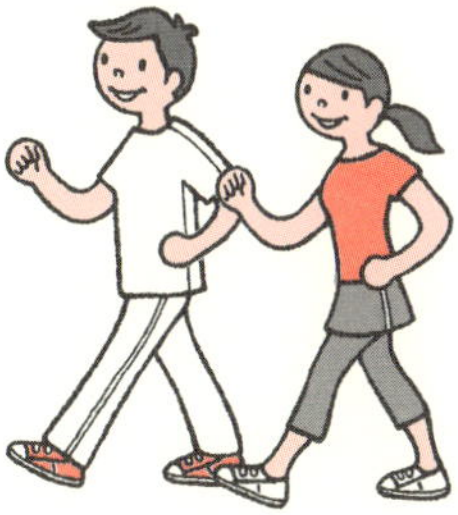

「アンチエイジング」ではなく「ウィズエイジング」が理想

「アンチエイジング」という言葉を目にしたり、耳にしたりすることが多くなりました。私は、この言葉にはちょっと違和感を覚えます。「アンチ」という接頭語は「反」とか「抗」を意味しますから、アンチエイジングは「反老化」あるいは「抗老化」ということになります。これは老化を否定するものであり、大げさにいえば、生物としての人間のありように逆らうといってもいいかもしれません。

生命あるものは、時が経てばすべからく老化します。人も例外ではありません。それに抗おうとすれば、どうしても無理が生じます。過度な運動、極端なダイエット、さまざまな種類のサプリメント摂取……。それが原因で体をこわすようでは、本末転倒といわざるをえません。

健康長寿を目指す予防医学では、人が年を重ねるとともに老いることを自然の変化として受け入れ、その年齢なりに健康で元気に生きることを目指します。この考え方を「ウィズエイジング」といいます。

そもそも、いまの日本人は「長生き」に対してどのような考えを持っているのでしょうか。私が国立長寿医療研究センターで四〇歳以上の男女二三三〇名を対象に調査を行ったところ、驚くべきことに五三・九％の人が、「長生きはしたくない」と答えました。（二〇一二年調査。この調査については本章の最後で概要を説明します）。男性の平均寿命が七九・四四歳、女性が八五・九〇歳（二〇一一年）と、世界トップクラスの長寿である日本人の半数以上が、長く生きることを望んでいない。これはどうしてでしょうか。

ひとつには、老化に対して、あまりよいイメージを持っていないからではないかと思います。たとえば、年をとるとシワが増える、耳が遠くなる、歯が抜ける、老眼になる、記憶力が衰える、体力・筋力が落ちる、といったことが自分の身に起きると考え、さらに高齢になると認知症になる、病気がちになる、足腰が不自由になると、どうしてもネガティブなイメージを抱きがちです。

しかし、年をとると悪いことばかりが待っているのでしょうか。そんなことはないと私は思います。健康であれば、元気に、楽しく生活できるはずです。長生きするということは、それだけ長く人生を楽しめるということです。自分の好きなことをして自由気ままに生きることもよいでしょうし、長い職業人生活で培った知識や経験を社会に役立てることもできるでしょう。現実に、高齢になっても生涯現役でバリバリ仕事をしたり、地域社会でイキイキと活動しているお年寄りはたくさんいます。

年をとること、老化することは、けっして悪いことではありません。老いとともに病気になったり、元気をなくしたりすることが問題なのです。

長生きを望まない人たち、老後の生活に暗いイメージしか持てない人たちが半数以上いるような社会は間違っています。医学の進歩が人々の幸せに結びついていないという側面もあります。私たち自身が老化に対する意識を変え、もっと自分の健康に気を配る必要があります。日々の生活スタイルや食事内容などを見直して、自分の心身のケアを行うことが、ウィズエイジングにおいては不可欠なのです。

その指南書として役立てたいのが、いまから三〇〇年ほど前の江戸時代に貝原益軒が書いた『養生訓』です。科学文明の進んだ現代と江戸時代とでは、生活環境は大きく違います。それでも、生きるための人の営みは基本的には変わりません。それどころか、生活習慣病が大きな生存リスクとなっている現代の日本では、江戸時代よりもずっと「養生」が必要になっていると私は考えています。

貝原益軒と『養生訓』

貝原益軒の『養生訓』は、書名が示すとおり人の「養生」、すなわち健康の維持・増進を図るための考え方、実践の方法をまとめたものです。江戸時代には一般庶民向けの書物が数多く書かれましたが、『養生訓』ほど長期にわたって版を重ね、読み継がれた書物は少ないでしょう。いや、江戸時代だけでなく、維新を経て新時代になってからも、明治、大正、昭和、平成と読み継がれているのですから、まさに不朽の生活啓蒙書といっていいかもしれません。

益軒は江戸初期の寛永七年（一六三〇）に、筑前国（現在の福岡県）の黒田藩士、貝原寛斎の五男として生まれました。幼少期は病弱でしたが読書に励んでさまざまな知識を身につけ、一八歳で黒田藩に仕えてからは藩費で京都に留学し、本草学や朱子学などを学んだといわれています。そして七一歳になるまで藩士として仕え、職を辞してからは旺盛な執筆活動を続け、八五歳で亡くなるまでのおよそ一五年間に三十余篇の書物を著しました。「益軒十訓」と呼ばれる『家訓』『君子訓』『和俗童士訓』など多くの著作は七三歳以降のもので、『養生訓』も亡くなる一年前の一七一三年、八四歳のときに書かれたものです。
益軒は儒学者で医師ではなく、実際の医療に携わった経験はありませんでしたが、中国の医書『千金方』はじめ古今の医学書に書かれていることを参照、引用するとともに、自らが実践し検証したことも交えて『養生訓』を完成させました。その「後記」にはこう書かれています。

右にしるせる所は、古人の言をやはらげ、古人の意をうけて、おしひろめし也。又、先輩にきける所多し。みづから試み、しるしある事は、臆説といへどもしるし侍りぬ、是養生の大意なり。（後記）

先達の訓えを広く普及させることを意図してはいましたが、書物の知識だけにとらわれることなく、自分の足で歩き、目で見、手でさわり、あるいは口にすることで確かめたことを書きとどめたのです。それゆえ『養生訓』には、養生の思想と実践法を世の人々に伝え、益することを意図した「経験的事実の記録」という側面があります。亡くなったのが八五歳のときで、当時としてはまれにみる長寿でした。高齢になってからも心身ともに健

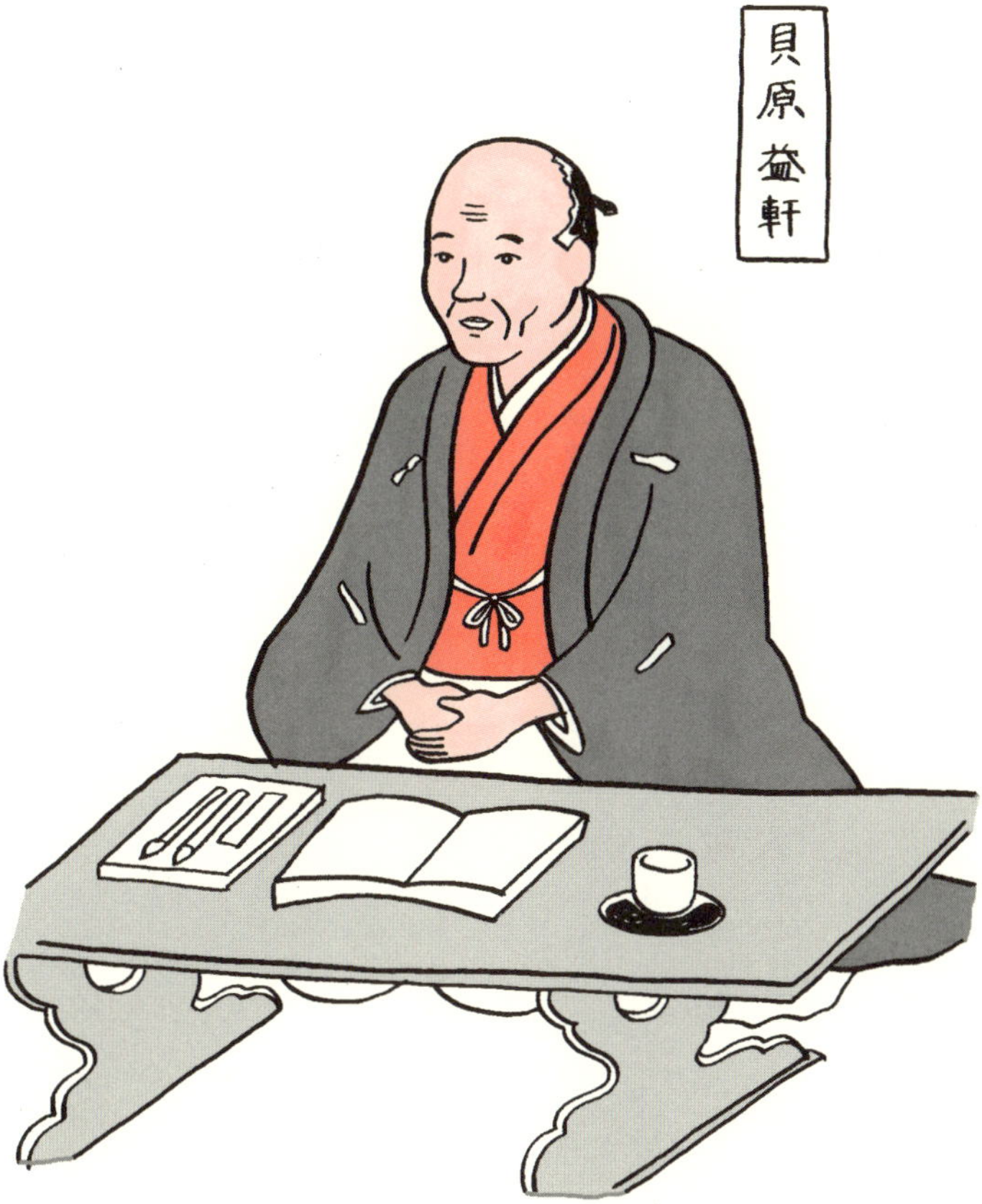
貝原益軒

康だった益軒だからこそ書くことのできた、生活者のための啓蒙書だといえるでしょう。実際的な事柄が平易な文章で書かれていましたから庶民にも理解しやすく、広く受け入れられ、その内容の多くは現在でも十分に通用するものです。

『養生訓』は八巻構成です。巻第一、巻第二は総論で、人はなぜ養生をしなくてはならないのか、養生の要諦は何か、といった根本的なことが主に説かれています。巻第三、巻第四では養生のための飲食、飲酒のあり方が取り上げられます。当時の食生活、食習慣は今日とは異なりますから、読んで首をかしげるような箇所もありますが、益軒は具体例を挙げながら、やさしく諭すように書いています。続く巻第五「五官」では住まい方や日常の衛生、入浴法を説き、巻第六「慎病」では病気にならないための予防法と医者の選び方、巻第七「用薬」では薬の選び方・飲み方を説明しています。そして最後の巻第八「養老」では、老齢になってからの養生法と生活の楽しみ方を説いています。

藩の職を退いて自由の身となった益軒は、それまでに得た知識・経験をすべて書物として書き残すことに全力を注ぎました。彼の晩年は人生の豊かな実りを収穫する季節であり、その月日を少しでも長く延ばすために養生が必要だったのです。

およそ人の楽しむべき事三あり。一には身に道を行ひ、ひが事なくして善を楽しむにあり。二には身に病なくして、快《こころよ》く楽むにあり。三には命ながくして、久しくたのしむにあり。富貴にしても、此三の楽なければ、真《まこと》の楽なし。（中略）人となりて此三楽を得る計《はかりごと》なくんばあるべからず。此三楽なくんば、いかなる大富貴をきはむとも、益なかるべし。（巻第一の22）

これは、「人間には三つの楽しみがある。一つは自分のなすべきことを行い、心得違いをせずに善を楽しむこと。二つは健康で気持ちよく日々を楽しむこと。三つは長生きして長く久しく人生を楽しむことである。いくら金持ちであっても、この三つがなければ真の楽しみは得られない。（中略）」ということで、「人として生まれたからには、この三楽を得るための工夫がなくてはならない。この三楽がなければ、いかに富貴を極めても人生を楽しめない」とまでいっています。

益軒はこの三楽を手に入れた、人生の達人です。その生き方は、健康長寿を目指す私たちのよき指針となるでしょう。

『養生訓』は予防医学の先駆け

なぜ養生をしなくてはならないのか、ということについて益軒は、『養生訓』の冒頭でこういっています。少し長くなりますが、引用してみます。

人の身は父母を本《もと》とし、天地を初《はじめ》とす。天地父母のめぐみをうけて生れ、又養はれたるわが身なれば、わが私の物にあらず。天地のみたまもの、父母の残せる身なれば、つゝしんでよく養ひて、そこなひやぶらず、天年《てんねん》を長くたもつべし。是《これ》天地父母につかへ奉る孝の本《もと》也。身を失ひては、仕ふべきやうなし。わが身の内、少なる皮はだへ、髪の毛だにも、父母にうけたれば、みだりにそこなひやぶるは不孝《こう》なり。況《いわんや》大なる身命を、わが私の物として慎《つつし》まず、飲食色慾を恣《ほしいまま》にし、元気をそこなひ病を求め、生付《うまれつき》たる天年を短くして、早く身命を失ふ事、天地父母へ不孝のいたり、愚《おろか》なる哉。人となりて此世に生きては、ひとへに父母天地に孝をつくし、人倫の道を行なひ、

義理にしたがひて、なるべき程は寿福《じゅふく》をうけ、久しく世にながらへて、
喜び楽みをなさん事、誠に人の各願ふ処ならずや。此《かくの》レ如《ごとく》ならむ事をねがはゞ、
先《まず》古の道をかう《ん》がへ、養生の術をまなんで、よくわが身をたもつべし。
是《これ》人生第一の大事なり。

（巻第一の1）

要約すると、「人の体は天地と父母の恵みであって、自分だけのものではない。だから大切に扱い、寿命をまっとうするよう心がけねばならない。それが父母への孝の基本である。自分の体だから好きにしていいと、欲望の向くままに暴飲暴食、放蕩を続けて病気になり、早く死んでしまうのは最大の親不孝で、ばかげたことだ。人として生まれたからには、親に孝行し、人倫の道を実践して義を大切にし、幸福になり、長生きをして喜び、楽しみを多く知りたいと、誰もが願うことだろう。そう思うなら、古来の教えを踏まえて養生の方法を身につけ、健康を保つようにしなくてはならない」ということです。

自分を生み、育ててくれた親と自然への感謝の心を持ち、日頃から養生を心がけて体を大切にし、天寿をまっとうすることが人間としての正しい生き方である、という考えがここにはあります。それが『養生訓』の根本的な思想であり、身分や家柄、富貴貧賤に関係

なく、すべての人にあてはまることだと益軒は語っています。

養生の道は、病《やまい》なき時つゝしむにあり。病発《おこ》りて後、薬を用ひ、針灸《しんきゅう》を以《もって》病をせむるは養生の末なり。本《もと》をつとむべし。（巻第一の9）

これはまさに予防医学の考え方です。いくら効果のある新薬が開発されようと、先進的な治療技術が普及しようと、それだけで病気を未然に防ぐことはできません。病気予防は一人ひとりの健康に対する心がけ、日々の生活習慣によってこそ実現されるものなのです。だからこそ益軒は、「病は口より入る」として、誤った食生活が多くの病気の原因になると忠告し、「病は気から」と、心の健康の大切さも説いたのです。

さらに、今日では健康を損なう生活習慣の代表である喫煙についても、日本に渡来してからまだそれほど年月が経っていない江戸初期に、「たばこは損多し」と喫煙の害を説き、酒の飲み方についても「酒は半酔に飲め」と、ほどほどの飲酒をすすめています。

『養生訓』の考え方と現代医学

「人の身は、気を以生《もって》の源、命の主とす。」（巻第二の44）「気は一身体《しんたい》の内にあまねく行《ゆき》わたるべし。」（巻第一の39）という言葉に代表されるように、益軒は「気」を人間が生きるうえで非常に大切なものと考え、『養生訓』では気を減らさないこと、気を全身にめぐらせることの重要性を繰り返し説いています。

益軒が生きた江戸時代は、漢方医学が盛んでした。これは、古代から近世に至るまで大陸から断続的に入ってきた経験医学を日本独自に体系化したもので、その基本的な考えの一つに「気血水」というのがあります。人間の体の中を、生命のエネルギーである「気」と、組織や細胞に必要な栄養を運ぶ「血」（血液）と、それ以外のリンパ液や体液である「水」が流れており、それらが滞ることなく、常にバランスよく流れる状態にすることが治療の目標とされていました。ですから益軒も、当然のこととして「気」を重要視していたのでしょうが、現代の医学には「気」という概念はありません。この「気」を、私たちはどのようにとらえればよいのでしょうか。

「気力」「活気」という言葉があるように、「気」は人間の生きる力、心身の活力の源だと私は考えています。病気を治すうえで、本人の元気になりたい、長生きしたい、という前向きな気持ちが大きな力になることは、誰もが知っているでしょう。しかし、現代医学の主流である西洋医学は、還元主義の立場から臓器ばかりを見て、ほとんどそういうものを考慮してきませんでした。

病院の診療科目は内科、外科、循環器科、呼吸器科と細分化されていて、専門医は主にその科に関係する病気を診ることになります。しかし、私たちが病気になるときはたいてい、一カ所だけが病むのではなく、いろいろなところに関係しているものです。最近になって、患者の病気の状態に応じて複数の科、職種にまたがるチームで治療にあたるチーム医療が一般化してきましたが、今後はそれをさらに進め、「気」についても、免疫力を高める「生きる力」ととらえ、人間の健康維持に必要な一要素として配慮する医療を行うことが大切になると私は思っています。

実際、国連の専門機関である世界保健機関（ＷＨＯ）では、従来の「健康とは、単に病気でない状態を意味するのではなく、完全な肉体的（physical health）、精神的（mental health）、社会的（social health）に健康な状態であること」という健康の定義に、「ス

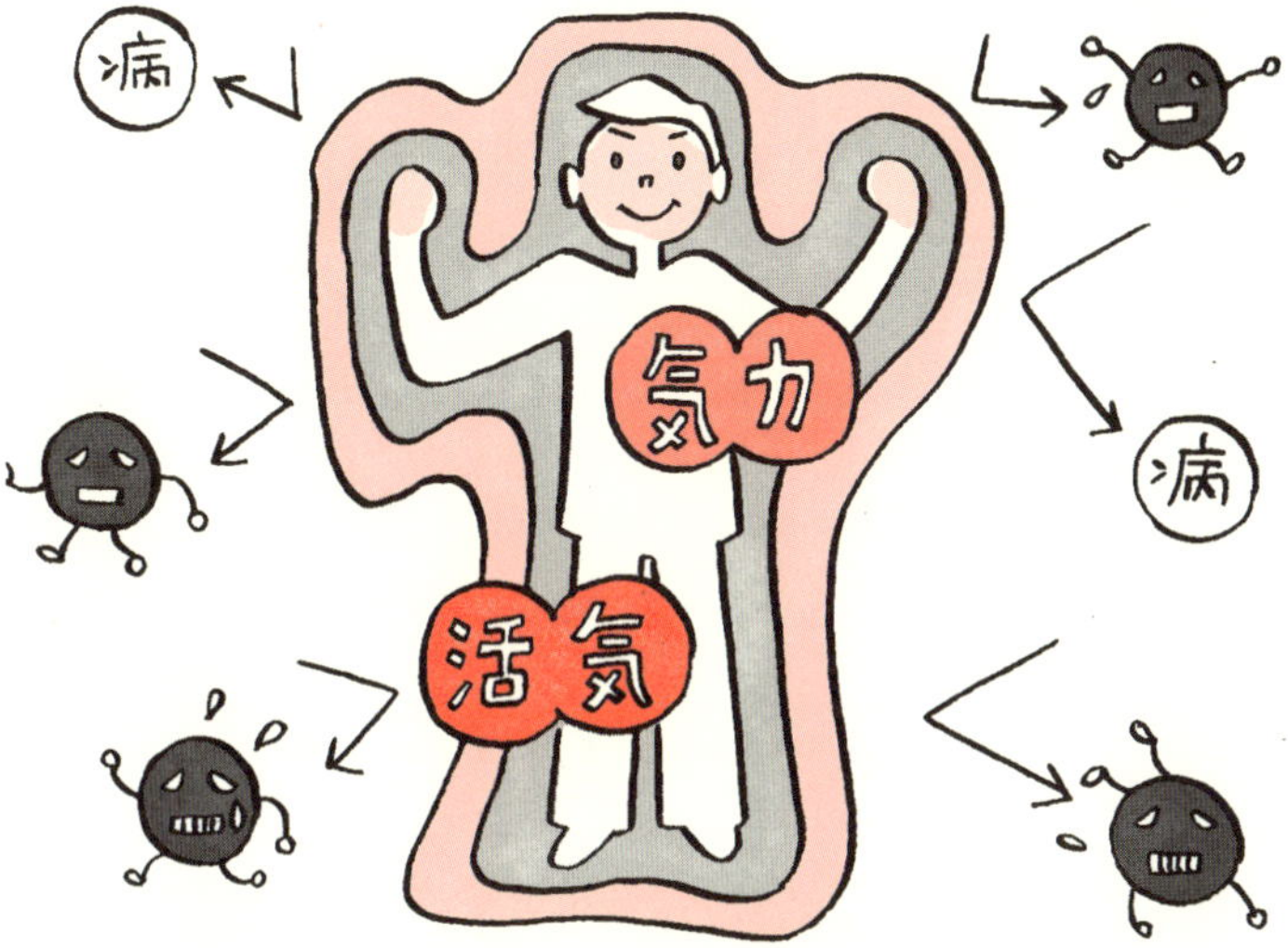

ピリチュアル（spiritual health）」を加えるかどうかの議論が、二〇世紀の後半から続けられています。「スピリチュアル」の概念をどう定義するかでさまざまな意見が出されているようですが、私はこれに該当するのが「気」であろうと思います。人間が社会的生活を過不足なく送るためには、肉体や精神が健全に保たれなくてはならず、それを根本的に支えるものが「気」にほかならないからです。

ひるがえって予防医学の基本も、「元気でありたい」という気持ちにあるのだと私は考えています。運動や栄養に気をつけることは病気の予防に欠かせませんが、病気を予防したいという気持ちを持つことが何よりも重要なのです。

「気をめぐらす」ということを現代医学的に解釈すると、体を適度に動かして血液やリンパ液の流れをよくする、ということになるのでしょうが、私自身はもっと精神的な面でとらえていて、「活気」をみなぎらせるようなことだと思っています。実際に患者さんと接していてわかるのは、病気が早く治る人、回復の早い人は活気があります。活気を感じられない患者さんは、いくら治療をしても治りにくい。やはり、早く治りたい、元気になりたいという前向きな気持ちを持てるかどうかが、大きな違いを生むのでしょう。

では、前向きな気持ちはどこから生まれるのかというと、自分の体に対する考え方、人生に対する考え方、それらに対する責任感といったものから生まれるのではないでしょうか。益軒がいうように、自分の体は「天地父母の恵み」であり、大事にして長く生かすことが「人生第一の大事」だと考える人は、前向きに生きられるのだと思います。さらには、生きがいや希望を持つことも大切です。生きがいや希望がなければ、健康でいたい、長生きしたいと思う気持ちになれないでしょう。

生物はみんな生き続ける本能を持っており、その本能をうまくコントロールすることで、長く生きることが可能になります。ただ、コントロールを自分ひとりでできないこともあり、そんなときは家族や友人に助けてもらったり、医者の助けを借りたりするわけです。生きたい気持ち、気力が強くあれば免疫力が高まり、医学では治らないがんのような病気に打ち勝つことも可能です。医者から余命数週間といわれた人が、何年も生き続ける例が現実にあるのですから。そうした力を生み出すものが「気」なのです。

『養生訓』が気を養い、全身にめぐらせて元気を保つことを奨励するのは、それが病気予防に大きな威力を発揮することを益軒が体験的に知っていたからだと私は思います。

百病は皆気より生ず。病とは気やむ也。故に養生の道は気を調《ととのう》るにあり。調ふるは気を和らぎ、平《たいらか》にする也。凡《およそ》気を養ふの道は、気をへらさゞると、ふさがざるにあり。気を和らげ、平《たいらか》にすれば、此二《ふたつ》のうれひなし。（巻第二の47）

益軒は「病気というのは文字どおり気が病むことだ」といいます。それゆえに養生では気を調整することが肝要となるのです。それには、気を和らげて平らかにすることです。そうすれば気が減ったり、ふさがったりすることもなく、病気になる心配がなくなるのです。まさに予防医学の先駆けといえるでしょう。

どんなウイズエイジングを目指すべきか

『養生訓』から学んだ知恵を、私たちは日々の生活の中でどのように実践していけばよいのでしょうか。それにはまず、加齢と老化について正しく知ることが大切です。

老化を遅らせ、老年病を予防する

加齢によって私たちの体に起きる変化を「老化」といいますが、それと高齢者がかかりやすい病気、すなわち「老年病」とは、分けて考える必要があります。

老化は避けて通ることはできませんが、その進み具合には個人差があります。たとえば動脈硬化は加齢によって誰にでも起きる老化現象ですが、四〇代から動脈硬化が進んでいろいろな病気になる人がいる一方で、七〇歳になっても硬化があまり進まず健康な人もいます。動脈硬化の場合は、食生活など生活習慣によって進行の程度が違ってくることがかなりわかっています。このように、一口に老化といっても、本人の努力次第で進行を遅らせることができるものもあるということです。

長寿のためのライフステージ予防医学

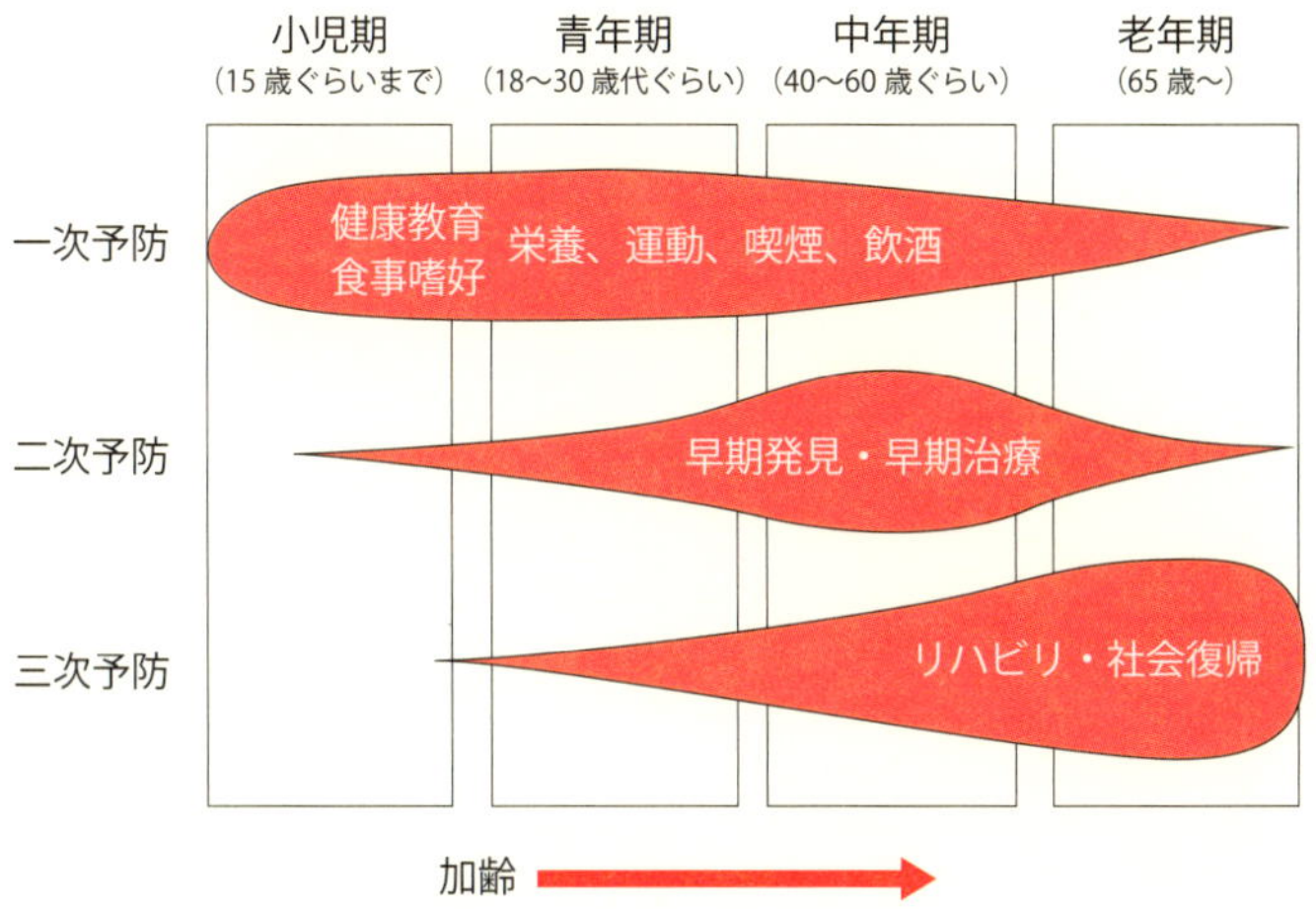

老年病についてはどうでしょうか。これまでの統計や経験的なものから、高齢になると発症リスクが高くなる病気がわかっていています。たとえば、老人性難聴や白内障、骨粗鬆症、アルツハイマー病、パーキンソン病などがそうです。ほかにも、老年期に特有というわけではありませんが、高齢になるとかかりやすい病気として、心臓病、脳卒中、がん、高脂血症、高血圧症、痛風、糖尿病がありま す。これらは、かつては成人病、今日では生活習慣病と呼ばれる病気ですが、加齢に伴って発症する人が増加する傾向があるため、老年病に含めて考えられています。ただし、がんなどは中年期以降に増えるものの、超高齢になると疾患としての割合はかえって減って

くるという統計も出ています。

このうち、日本人の三大死亡原因といわれるがん、脳卒中、心臓病を除くと、老年病といわれるものの多くは、慢性的な症状ではあっても、それだけが原因で死に至ることはありません。そのかわり、病状がゆっくり進行することで日常生活を阻害するという特徴があります。また、老年病は治療に時間がかかったり、効果的な治療法がなかったりすることもあり、生活上のささいな障害でも活動量の低下に結びついたり、ひいては大きな病気につながったりするおそれが出てきます。それだけに予防がとても大切になるわけです。

つまり、『養生訓』の知恵を生かして生活習慣を改善することで、老化の進行を遅らせることと、老年病の予防ができ、健康長寿を目指すウィズエイジングの重要なアプローチになるのです。

健康長寿にとって大切な四〇歳から六〇歳までの過ごし方

予防医学の基本は生活習慣の調整です。そしてそれには、子どもの頃からの生活習慣がすべて関連してきます（前頁の図参照）。

たとえば食生活の場合、食べものの嗜好はほとんど子ども時代に決まります。甘いものや揚げ物を好んで野菜はほとんど食べないような食習慣がついてしまうと、大人になってからヘルシーな食生活に変えようとしても、なかなかうまくいきません。とくに塩分摂取に関しては注意が必要で、子どもの頃に塩辛いものを多くとっていると大人になってから高血圧症になりやすく、そのときに減塩を始めても改善できないことが多いようです。

運動についても同様で、子ども時代の一次予防が大切です。小さなときからスポーツに親しんで体を動かす習慣を身につけていると、大人になってからも生活に運動を取り入れやすくなり、それが健康維持に大きく貢献し、老化を遅らせることにつながります。

次のステージは中年期の二次予防で、ここでは病気の早期発見・早期治療が主眼になります。四〇歳から六〇歳までの中年期は生活習慣病にかかりやすいときで、この時期に健康に気をつけて早め早めに対策を講じ、動脈硬化や高血圧、高血糖などの危険因子をできるだけ排除することと、もし心身に不調が出たら速やかに治療することが、その後の健康長寿につながります。それまでの悪い生活習慣を改めて、食習慣をヘルシーなものに変えたり、運動を生活に取り入れたりするのも、この時期であればまだ間に合います。

そして老年期に入ってからは三次予防で、リハビリや社会復帰が中心になります。この時期は病気やケガ、あるいは退職などによって日々の活動量が減ったり、社会との接点が少なくなったりすると、それが老化を早める原因になりがちです。ちょっとした不調で寝込んでしまうこともあるので、周りのサポートも含めて健康の維持管理をしっかり行わなくてはなりません。

こうして健康長寿のためのライフステージを概観すると、子どもの頃からよい生活習慣を身につけ、それを中高年になっても維持することが何よりも大切だとわかるでしょう。習慣の大切さについては、益軒もこういっています。

凡《およそ》よき事あしき事、皆ならひよりおこる。養生のつゝしみ、つとめも亦しかり。つとめ行ひておこたらざるも、慾をつゝしみこらゆ《ふ》る事も、つとめて習へば、後にはよき事になれて、つねとなり、くるしからず。又つゝしまずしてあしき事になれ、習ひくせとなりては、つゝしみつとめんとすれども、くるしみてこらへがたし。（巻第二の30）

つまり、「よいことも悪いことも、すべて習慣から起こる。養生の慎みや努力もまたしかり。勤勉にして怠けないことも、欲を慎んで自制することも、努力して習得すると次第に習慣となって、苦痛でなくなる。慎むことをせず悪いことに慣れてしまえば、努力して慎もうとしても苦痛で堪えられなくなるものだ」といいます。

ＱＯＬとＡＤＬを高める生き方を

これからの日本は、高齢者数が急速に増加し、一方で若年者の数が減少する状況が続きます。そうなると社会の活力を維持するうえでも、高齢者がいつまでも元気で活動し、社会に貢献していくことが求められるようになっていきます。

健康で長生きするという目標を実現するには、身体的に元気で、自立して日常生活を送ることも大切ですが、同時に、生きがいや幸福感を得ることも、非常に大事になります。何に生きがいを見いだすか、どんなことに幸福を感じるかは、もちろん人によって異なりますが、生きるうえでそうした精神的な満足感を大切にする指標として、ＱＯＬ（Quality of Life）という言葉が使われるようになりました。「生活の質」「人生の質」という意味ですが、ＱＯＬが高い人ほど自分の生活、生き方に満足していて、幸福感を強く持っていることになります。

たとえ介護を必要とする状態にあっても、本人が幸せに暮していればＱＯＬが高くなりますし、身体的に問題はなくても将来への希望を持てなかったり、うつ状態になっていたりすれば、ＱＯＬは低くなります。それゆえ今日の看護や介護においては、当人のＱＯＬに配慮したサービスの提供が求められてもいます。

また、高齢になってからの元気な生活を示す指標として、ＡＤＬ（Activity of Daily Living）というのもあります。これは「日常生活動作の能力」という意味で、外出や食事、着衣・脱衣、トイレの利用など、生活の基本的な活動を行う能力のことです。ＡＤＬが高い人は自立度が高い人だと評価できます。日常的な生活動作以外に、役所での手続きや届け出、銀行や郵便局の利用、バスや電車を使った外出といった社会的な能力まで含める場合には手段的ＡＤＬといいます。国立長寿医療研究センターの研究では基本的ＡＤＬと手段的ＡＤＬの両方をみていますが、ベーシックな日常生活動作は生活を送るうえできわめて重要であり、本書でＡＤＬというときは基本的ＡＤＬの意味だと考えてください。

健康で長生きしようというときにはＡＤＬの高さ、つまり日常生活が自立的にできるかどうかが大事になりますが、それを上げることばかりに目がいっては、肝心なものを見落としてしまいます。幸せな老齢生活を送るために最も大事なのは、ＱＯＬの高さです。健康長寿の最大のポイントは「幸せに生きる」ことだと私は思います。

国立長寿医療研究センターについて

私が一七年間にわたって勤めていた国立長寿医療研究センターの活動と、そこで行ってきた「老化に関する長期縦断疫学研究」の内容について、簡単に説明しておきましょう。

人間の老化には身体的な要因だけでなく、社会的、精神的なものを含む多くの要因が関連しています。そのため、老化の研究には広い領域にわたる多種類の検査と、その結果を解釈する専門家が必要になります。それに加えて、老化による変化を観察するためには、同じ人を繰り返し検査していくような、「長期縦断疫学研究」といわれる研究が必要です。

たとえば米国の国立老化研究所（ＮＩＡ）では、一九五八年に開始された縦断疫学研究が、五〇年以上経過したいまも続けられています。ＮＩＡの研究成果は日本の老化研究でも広く参考にされてきました。しかし、日本人と米国人では人種も生活習慣も違い、体質も大きく異なっています。米国での研究成果が必ずしも日本人にそのまま当てはまるわけではありません。日本人の老化の研究には、日本人を対象とした縦断疫学研究が必要なのです。

そこで一九九五年（平成七年）に国立長寿医療研究センター（ＮＩＬＳ：National

Institute for Longevity Sciences）が、日本における老化や老年医学研究の中心となる国立の研究機関として設立されました。そして翌年、疫学研究部（現・予防開発部）、長期縦断疫学研究室が設置され、約一年半の準備期間を経て、九七年一一月に「国立長寿医療研究センター・老化に関する長期縦断疫学研究（ＮＩＬＳ—ＬＳＡ）」がスタートしたのです。

この研究では、日本人の老化の実態を明らかにするとともに、老化と老年病の原因や危険因子を解明することを目的として、センター周辺の地域住民の加齢変化を調べました。具体的には、医学、心理学、運動生理学、形態学、栄養学などの広い分野にわたる調査を詳細に、かつ同一個人に対して長期にわたって実施しました（本書で「私たちの調査」「センターの調査」という言葉が何回も出てきますが、それはこの調査のことです）。

調査の対象としたのは、地域住民から無作為抽出した成人男女（観察開始時の年齢四〇〜七九歳）です。第一次調査は二二六七名の参加を得て一九九九年度に終了し、以後二年ごとに追跡して、第七次調査を二〇一二年七月に終了しました。この間の参加者数は三九八三名で、一〜七次のすべての調査に参加した方は九五五名にのぼります。みなさんにはセンターに来ていただき、朝九時から夕方まで、医学、身体組成および身体計測、運動機能、栄養、心理の各分野の詳細な質問や検査に協力していただきました。

　検査および調査は大部分を施設内に設けた専用の検査センターで行い、頭部ＭＲＩによる脳の形態変化、二重Ｘ線吸収装置（ＤＸＡ）を用いた骨量測定、腹部ＣＴ、視覚・聴覚機能調査、老化・老年病関連ゲノム検査、知能検査、包括的心理調査、運動機能検査、写真記録を併用した栄養調査、その他生活習慣の調査など、学際的かつ高精度の調査・検査を実施しました。老化の縦断研究としては、内容および規模ともに世界に誇ることができるものだと考えています。

　研究による成果は膨大で、書籍や論文、国内外での学会報告など、これまでに八〇〇件以上の成果発表を行ってきました。とくに、認知症に関しては魚や大豆の摂取が多いバランスのよい食事、適度な運動、喫煙をしないことなどが予防につながること、骨粗鬆症の予防には体質に合わせた対策が必要であり、カルシウム摂取、やせすぎないこと、筋肉を鍛えることなどが重要であることを明らかにしてきました。ほかにも老人性の難聴や抑うつ、糖尿病などについても多くの研究成果を上げることができました。

　そうした成果の一部は、国のガイドラインや重要施策の基礎データとして活用されています。

国立長寿医療研究センターのしくみ

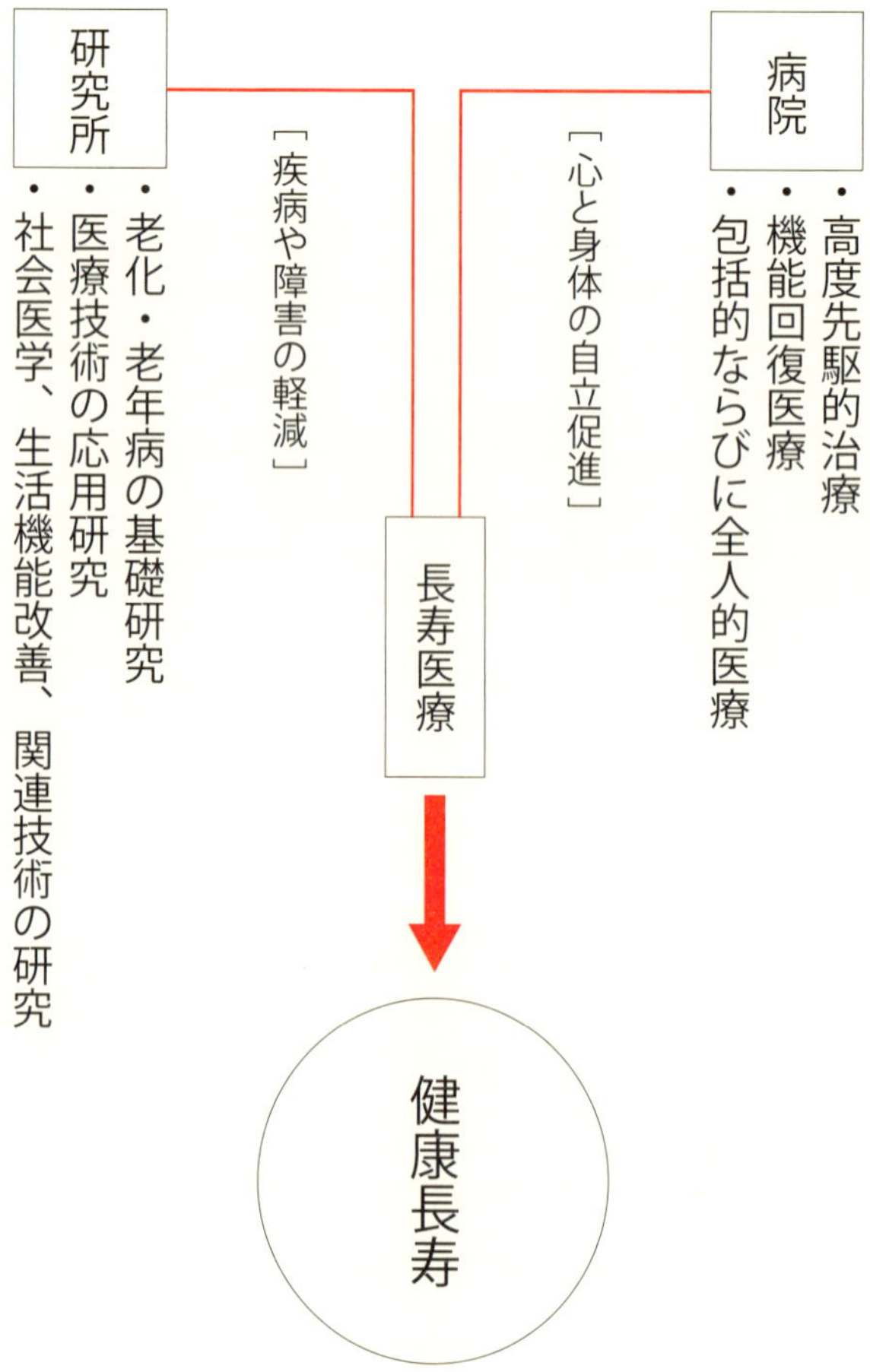

第2章

心を元気にする知恵とケア

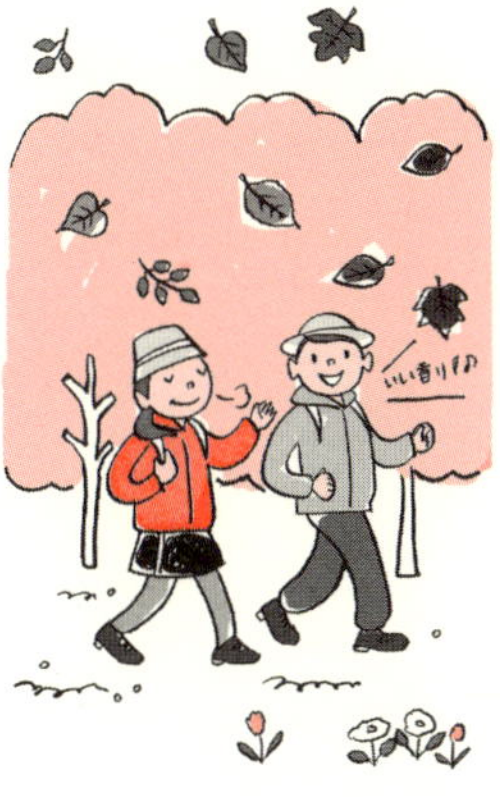

心の元気は健康の源

「人の身は、気を以《もっ》て生の源、命の主とす」

人間の心と体は不即不離の関係にあって、どちらが病んでも健康を保つことはできません。私たちが日々元気に、生き生きと暮らしていくためには、心と体の両方のケアを怠らないことが肝心です。そのことは『養生訓』でも、何度も繰り返し説かれています。

人の身は、気を以《もっ》て生の源、命の主とす。故《ゆえ》に養生をよくする人は、常に元気を惜みてへらさず。静にしては元気をたもち、動ゐ《い》ては元気をめぐらす。（巻第二の44）

益軒は、人の生の根源は「気」であって、それが命の主人であるとしています。だから健康であるためには、静かにしているときも、動き回っているときも、常に気が満ちている状態を保つように心がけるべきだ、といっているのです。つまり、気が全身にめぐり、みなぎっている状態が「元気」だということです。そしてそのためには、体を動かさなくてはならないといいます。

養生の術は、つとむべき事をよくつとめて、身をうごかし、気をめぐらすをよしとす。（中略）久しく安坐し、身をうごかさゞれば、元気めぐらず、食気とゞこほりて、病おこる。（巻第一の24）

健康を維持するためには、労働などで体を大いに動かして気の循環をよくしなければならない。体を動かさなければ食欲も湧かず、病気になってしまう、ということです。

一九九〇年代に長寿の双子姉妹として国民的人気者となった、「きんさん、ぎんさん」を覚えておられるでしょうか。お二人はそれぞれ、一〇七歳、一〇八歳で亡くなられましたが、一〇〇歳を超えても元気なその姿は、高齢者のお手本とされました。

妹である「ぎんさん」には、四人の娘さんがおられます。全員が大正生まれで平均年齢は九三歳（二〇一二年現在）ですが、驚いたことにみなさんそろって、母親に負けないほどの健康長寿。最近は四人でテレビ番組に出られるなどして、お達者ぶりを発揮されています。

私もお目にかかったことがありますが、とにかくみなさんお元気です。それぞれ身の回りのことは自分でやり、食事も一日三度しっかりとって肉も好んで食べます。また、四人で毎日のように集まり、何時間もおしゃべりをして過ごすそうです。

彼女たちの元気の秘訣を探ろうと、センターの調査と同じ質問項目に答えてもらったところ、四人に共通する特徴がいくつか浮かび上がりました。一つは、家事などの生活活動能力（ＡＤＬ）が高いことです。ＡＤＬが低下すると、人は幸福感が低下して抑うつ感が強くなるということがセンターの調査でわかっていますが、四姉妹はみなこれが高い。九〇歳を過ぎてからも炊事、洗濯など、自分たちでできることは自分たちでやっています。一番下の妹さんにいたっては、姉たちの送り迎えをするために、いまだに車を運転しているのです。

さらに、彼女たちは家事だけでなく、日々の暮らしの中でも折にふれて体を動かしているといい、これは『養生訓』の教えとも合致することです。彼女たちは日々の生活のなかで、「よく働いて体を動かし、心と体を元気にさせる」という病気予防法を実践している

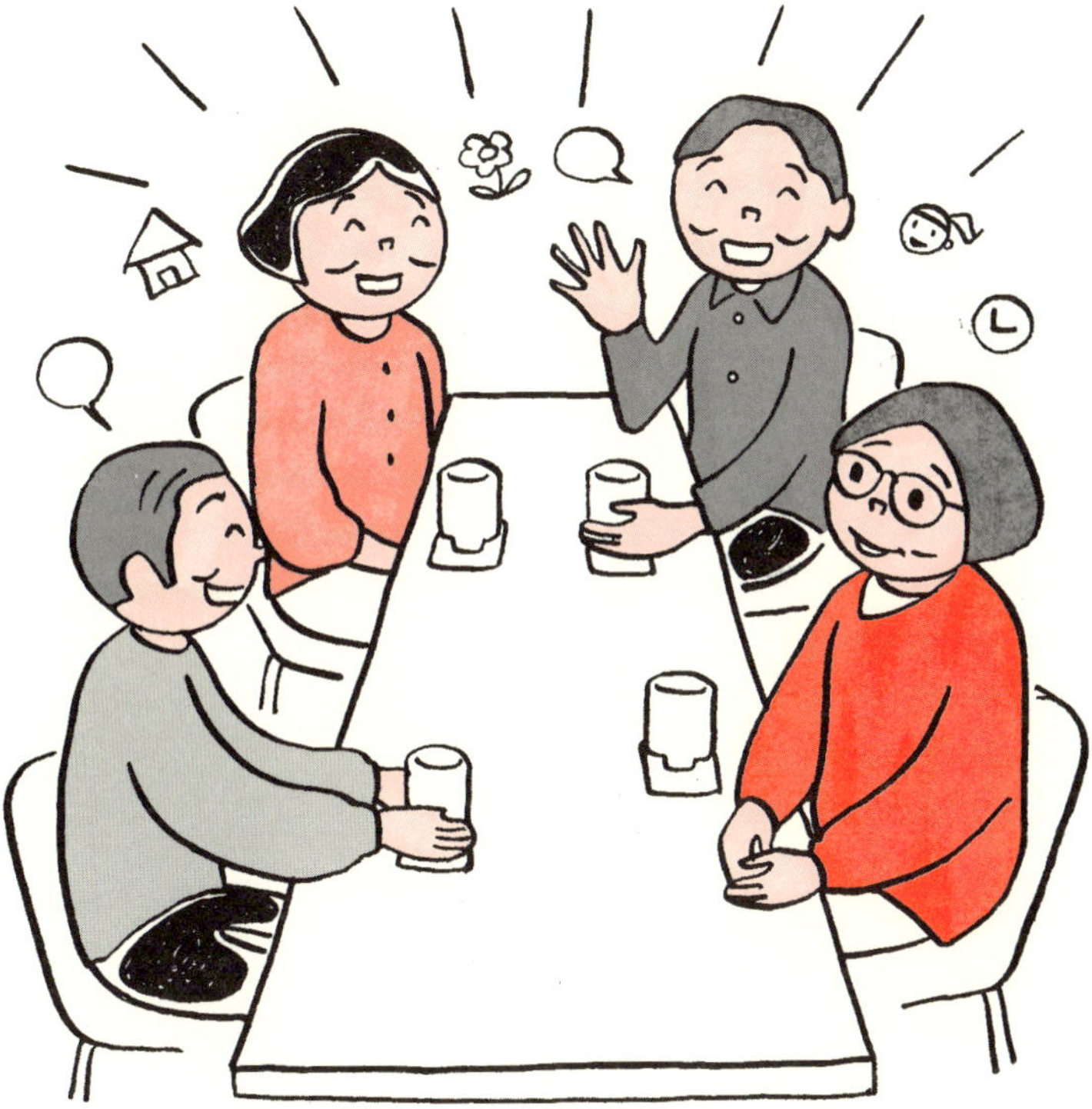

といえます。

家でじっとしているだけでは、心は元気になりません。散歩などの軽い運動をしたり、こまめに身の回りのことを行ったりして、健康な心と体を維持することを心がけましょう。

そのほかに四姉妹に共通していたのは、知能IQが七〇代であること、うつ傾向が少ないことなどです。なぜ四人おしなべて、こうした特徴があるのでしょうか。

彼女たちを見ていて感じたのは、まず、みなさんおしゃべりなこと。身近な話題だけでなく、時事問題から芸能人のうわさ話など、さまざまなことが話のタネになります。もちろん昔話も欠かせません。昔話をすることで記憶を確かめあい、記憶力が衰えていないか確認するそうです。

また、そのおしゃべりがいつも明るいことも特徴です。どんな話題でもジメジメと暗くなることがありません。おしゃべりをしていても、つねに笑い声が絶えないといいます。

笑うと免疫力が高まるということは、よく知られています。笑うことで脳に刺激が送られ、神経ペプチドという免疫機能活性化ホルモンが分泌されます。そして、ナチュラルキラー（ＮＫ）細胞という、ウイルス細胞やがん細胞を攻撃する免疫細胞が活性化されて免疫力が高まるのです。それだけでなく、βエンドルフィンという快感物質が脳内に分泌されるため、幸福感が高まり、病気予防にもすこぶる有効なのです。

心の元気を保つ秘訣は、親しい人と明るく交わり、笑いのある生活をすることにあるのかもしれません。

心の元気を保つために

「生を養ふ道は、元気を保つを本とす」

「心の元気」ということについて、もう少し考えてみましょう。

いま日本では、毎年、およそ三万人もの人が自ら命を絶っています。健康上の問題、経済的な問題、家庭の問題など、原因は人により異なるでしょうが、だれもが「心の元気」をなくした状態で死を選んだであろうことは、想像に難くありません。では「元気」とはいったい、どんなものなのでしょうか。『養生訓』にはこう書かれています。

人の元気は、もと是《これ》天地の万物を生ずる気なり。是人身の根本なり。（巻第一の8）

人間の内側から湧き出る「元気」は、もともと天地のあらゆるものを生まれさせる「気」

と同じもので、それが人間の心身を根本から支えており、人間が生きていくうえで、非常に重要なものだと益軒が考えていたことがわかります。そして彼は、こうもいいます。

生を養ふ道は、元気を保《たも》つを本《もと》とす。元気をたもつ道二あり。まづ元気を害する物を去《さ》り、又、元気を養ふべし。（巻第一の21）

心身ともに健康で生きるための基本は元気を保つことであり、それには「元気を害するものを取り除くこと」と「元気を養うこと」の二つが必要だというのです。「元気を害するもの」とは、「内慾」と「外邪」です。

「内慾」は自分の内にある欲望のことで、益軒は飲食の欲、好色の欲、睡眠の欲、おしゃべりの欲と、喜・怒・憂・思・悲・恐・驚の七情の欲を挙げています。一方の「外邪」は体の外から来る風・寒さ・暑さ・湿り気の四つです。そのなかでも、「怒り」「憂い」「悲しみ」といった感情は、心の元気を損なう原因になるとしています。

現代社会には、元気を滞らせたり、害したりするもの、つまり悩みのタネ、ストレスのもととなるものが、益軒の時代よりも多種多様になっています。仕事、家事、育児、介護に伴う悩みから、人間関係や経済状況、体の不調まで、さまざまな問題が私たちの元気を損ねる原因になります。年代や性別、環境や性格によってその深刻度に違いはあるでしょうが、それらに取り巻かれて私たちは生きているといっても過言ではありません。こうした悩みやストレスが高じると、うつ病を発症するようなことにもなりかねません。

アメリカでは、「五人に一人が、一生の間にうつ病になる」というデータがあります。そこまで多くはありませんが、日本でもうつ病の患者は増加傾向にあり、とくに高齢者でそれが顕著になっています。

加齢が進むと、自分の体の変化を自覚することが多くなります。たとえば、耳が遠くなった、視力が衰えたといったことから、体力が落ちた、膝などの関節が痛むようになったといったことです。それらはすべて、日常生活での活動能力の低下につながっていきます。また、配偶者や兄弟姉妹、友人との死別、退職・離職といった、環境面での変化も多くなります。そうした変化に対応するには心のエネルギーが必要になりますが、高齢になるほど、そのエネルギー量は少なくなります。そのため変化への対応に時間がかかり、それが大きなストレスとなって、うつ病を発症するケースが多くなっているのです。我々の調査では、四〇～六〇代までは全体の一一～一二％程度だったうつ傾向が、七〇代以上になると一六%を上回るようになるという結果が出ました。

なお、うつ病は診断基準が定められている病気です。一方、「うつ（状態）」あるいは「抑うつ（状態）」という言葉は、うつ病の診断基準を満たさない場合も含めて、より広い意味で用いられています。国立長寿医療研究センターでは、精神科医の診断を必要としない自記式質問票を用いて、抑うつの程度や有病率の調査を行っています。

そしてセンターには、「心の元気外来」があります。高齢者のうつを専門に治療する部門です。高齢者のうつには、長引いて再発しやすい、遺伝的な影響は少ない、認知症の要因になることがあるなど、若い世代とは違った特徴があり、それに合わせた治療を行っています。具体的には、本人に社会的な役割を持たせることや、趣味があればそれを楽しんだり、何かに生かしたりできるよう助言するといったことです。

高齢者に限らず、欧米などでは、うつ病などで心を病んだ人が気軽にカウンセリングを受けたり、神経科を受診したりしています。日本でも近年、心療内科や神経科を受診する人が増えています。うつ病は適切な治療を行えば治る病気です。いってみれば「心の風邪」のようなものです。ですから、心が疲れたなと感じたら医師や専門家に相談して、早めに「心の元気」を取り戻すようにしてください。

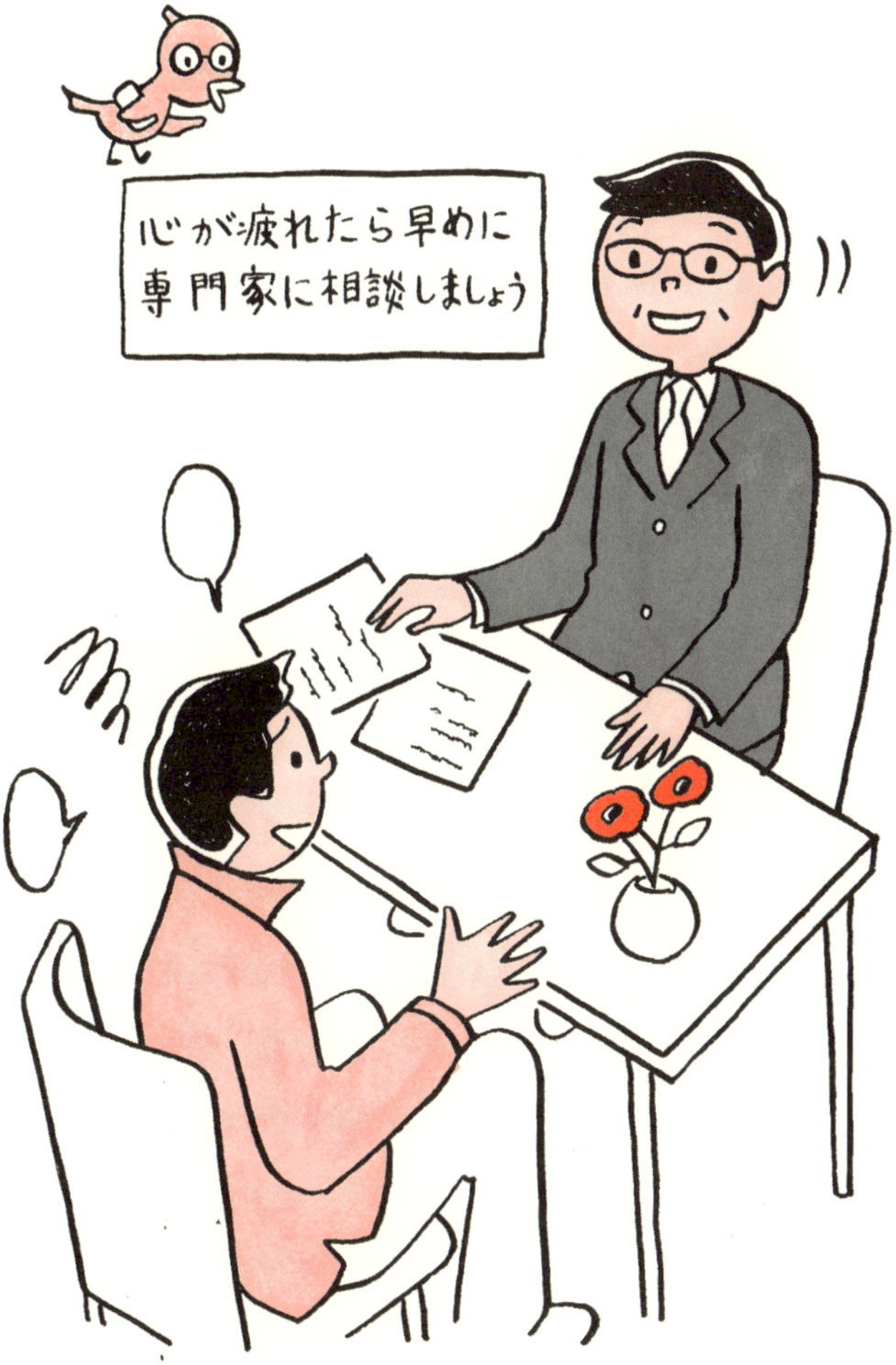
心が疲れたら早めに
専門家に相談しましょう

ストレスと上手につきあう

「いかり、かなしみ、うれひ思ひをすくなくすべし」

私たちの心身には、外から何らかの刺激を受けると、それに反応するしくみが備わっています。その状態がストレスと呼ばれるもので、心の元気を損なう原因となるものの代表格です。とはいえ、ストレスにも心身に悪い影響を及ぼすネガティブなストレス（ディストレス）と、心身によい影響を及ぼすポジティブなストレス（ユーストレス）があります。たとえば、宝くじが当たったという知らせは大きな刺激になりますが、それを不快に思う人はいないでしょう。また、仕事がうまくいって昇進した、子どもが志望校の受験に合格した、といった出来事もよいストレスといえます。

ユーストレスの場合は、その刺激が喜び、うれしさ、といった感情を引き出したり、生活の張り合いになったりします。しかし、残念ながら私たちの生活ではディストレスのほうが多いようで、それが直接的にも間接的にも、いろいろな病気の引き金になっています。「ストレス」という概念がなかった江戸時代に、益軒はそうしたネガティブな刺激がよくないことを知っていて、『養生訓』でこう説きました。

養生の術は、先《まず》わが身をそこなふ物を去《さる》べし。身をそこなふ物は、内慾と外邪《がいじゃ》となり。内慾とは飲食《いんしょく》の慾、好色《こうしょく》の慾、睡《ねぶり》の慾、言語をほしいまゝにするの慾と喜怒憂思悲恐驚の七情の慾を云《いう》。外邪とは天の四気なり。風寒暑湿を云《いう》。（巻第一の４）

益軒が体を損なうものとして挙げる「内慾」は、一つは欲望の赴くままに飽食や放蕩を重ねて不節制な生活を送ることで、無茶なことをして肉体にストレスを与え続けるのと同じですから、健康によくないことはいうまでもありません。もう一つの「七情」は人のさまざまな感情ですが、前項でふれたように、そこには心理的ストレスとされる「怒」「憂」「思」「悲」「恐」といった感情が含まれています。そして「外邪」は、物理的ストレスにほかなりません。

ストレスが心身に影響を与えるのは、自律神経が関係しているからです。人は外部環境の変化に対して、生体としての組成や、物理的・化学的な状態を一定に保とうとする機能を持っています。それをつかさどるのが自律神経で、体を常に安定した状態で維持できるように心拍数や血圧、呼吸、体温調節などの機能を調整しています。

自律神経は交感神経と副交感神経からなっていますが、身体的・心理的ストレスがかかると交感神経が活発になり、心筋の収縮力を強めて血圧、心拍数を上げ、消化管の動きを抑え、必要なエネルギーを発生させるようにします。つまり、ストレスに対する防御態勢を整えるわけです。ちなみに副交感神経はまったく逆で、平安な状態にあるときに活発に働いてエネルギーを蓄えるようにします。

人間にはこうした機能がもともと備わっていますから、ストレスがあるからといって、必ずしも病気になるわけではありません。しかし、そのストレスが非常に大きかったり、長期間にわたって続いたり、複数のストレスが二重、三重にかかったりすると、防御のバリアが破られてしまい、さまざまな症状が現れるようになります。肉体的には血行障害や胃腸障害、免疫力の低下など、精神的には自律神経失調症や神経症、うつ病などです。

ストレスによって免疫力が低下すると、細菌やウイルスなどによる感染症への抵抗力が落ちます。そのため、風邪をひきやすくなったり、風邪から肺炎を起こしたりするようになります。また、ストレスによって体内の活性酸素が増加すると、遺伝子を傷つけてがん細胞が出現します。元気な状態であれば、がん細胞を取り除くシステムが免疫機能の一つとして働くのですが、ストレスによってその機能が低下していれば、がん細胞がどんどん増殖することになります。ですから、体を損なう原因となるストレスを取り除くことがまずは大切であり、養生の基本とされるわけです。

そして『養生訓』には、「内慾をつつしまずして、元気よはければ、外邪にやぶれやすくして、大病となり天命をたもたず」と述べられています。自分で欲望や感情をコントロールせず、心身が元気でなくなると大病にかかり、人生をまっとうできなくなると益軒は忠告し、セルフコントロールの大切さを強調しているのです。

常に元気をへらす事をおしみて《を》、言語をすくなくし、七情をよきほどにし、七情の内にて取わき、いかり、かなしみ、うれひ思ひをすくなくすべし。慾をおさえ、心を平《たいらか》にし、気を和《やわらか》にしてあらくせず、しづかにしてさは《わ》がしからず、心はつねに和楽なるべし。憂ひ苦むべからず。是《これ》皆、内慾をこらえて《へ》元気を養ふ道也。又、風寒暑湿の外邪をふせぎてやぶられず。（巻第一の5）

七情の中でもとくに怒り、悲しみ、憂い、考え過ぎを少なくすることを心がけ、欲望を抑え、物事に動じず、騒がず、心は常に平安でなければならない。憂い苦しんではいけない。こうした心がけが外邪に勝つ力になる、ということです。

だったら、ストレスがまったくないことがよいのかというと、そうではありません。先述したように、人にはストレスを防御する機能がもともと備わっており、それが働くことで体のいろいろなバランスが保たれています。言い換えれば、ストレスがあることで適応能力が生まれ、さらにその能力が高まることで、人はさまざまな環境変化にも対応して生きていけるようになるのです。

しかも、ストレスのない環境で生きること自体、そもそも考えられません。日常生活を振り返っても、家庭でのストレス、学校でのストレス、職場でのストレス、地域社会でのストレスなど、一日中ストレスの中で生きているようなものです。人が生きることとストレスは、それほど不可分なものなのです。ストレスの概念を提唱したハンス・セリエ博士も、「ストレスは人生のスパイスである」といっています。人の体に害を及ぼさない程度の適度なストレスは、人生に変化と彩りを持たせ、生きる活力を生み出してくれます。

冒頭で紹介したユーストレスにしても、それがディストレスに変わることがあります。

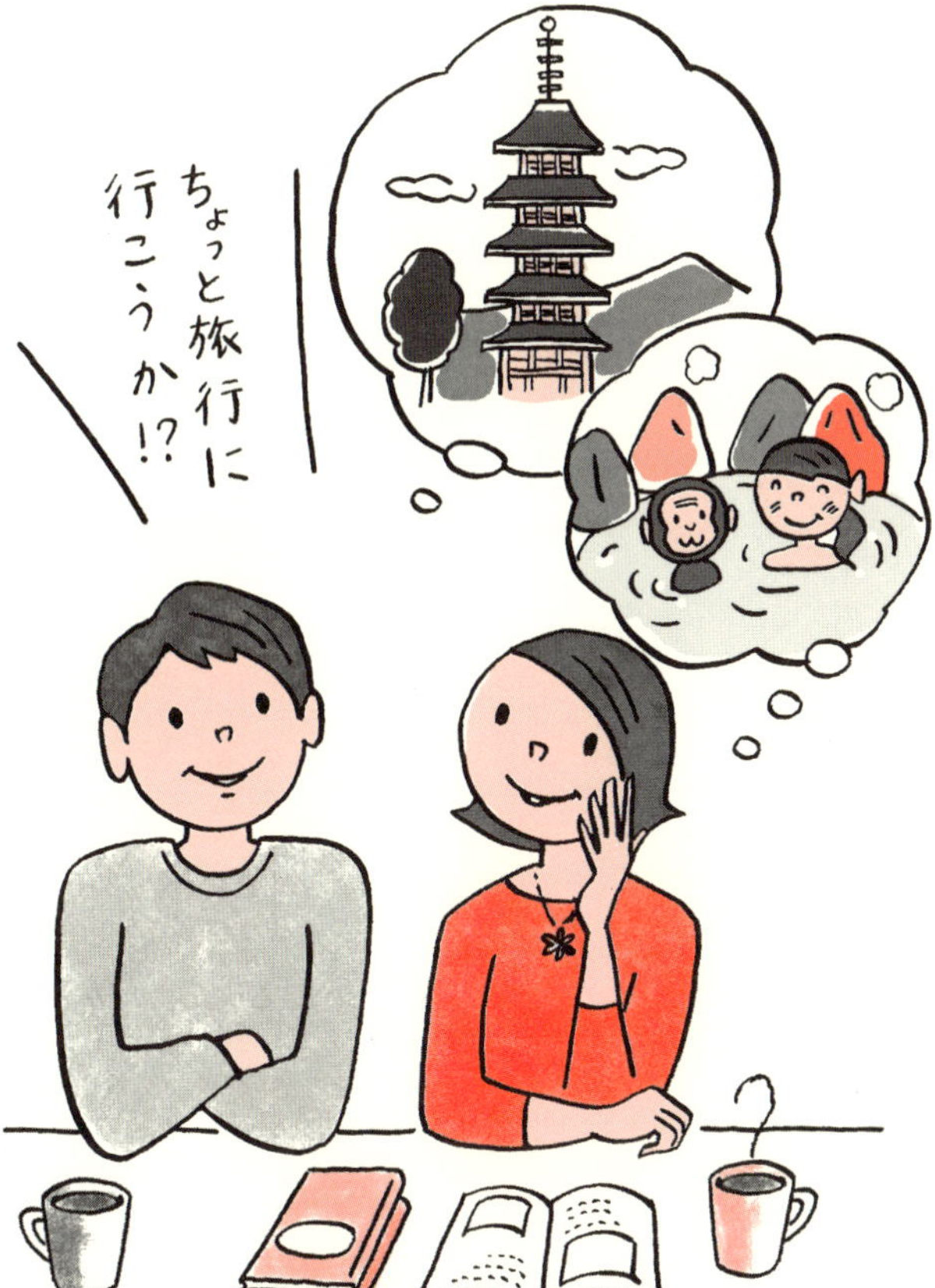
ちょっと旅行に
行こうか!?

たとえば、昇進は喜ばしいことですが、それに伴って責任が重くなったり、仕事時間が長くなったり、部下との関係に気を使ったり、といったストレスも生みます。それが張り合いになっているときはよいのですが、そのために疲労がたまったり、考え込みすぎたりすると、ディストレスになってしまいます。

したがって、心身ともに健康で良好な社会生活を送るためには、ストレスと上手に付き合い、なるべくユーストレスの多い生活にすることと、ディストレスを感じるようなときは、それを解消するための方策を講じてリフレッシュすることです。ストレスを解消するには、次のような方法が効果的です。

・散歩や軽く汗をかく程度の運動で体を動かす
・睡眠不足を解消し、生活のリズムを取り戻す
・旅行に出てゆっくり温泉につかったり、自然とふれあったりする
・家族との団欒、友人との食事や軽い飲酒などを楽しむ
・好きな音楽を聴く、絵を観賞するなど、心地よくなれる時間を持つ
・部屋の模様替えや庭いじり、日曜大工などで気分転換を図る
・ユーモアのある会話を心がけ、漫才やコメディを楽しむ

頑張り過ぎない

「養生の道は、中を守るべし」

士農工商の区分がはっきりしていて、身分や家柄によって職業や人生が決まってしまう江戸時代とは違い、現代はだれにも平等にチャンスが与えられ、本人の意志と努力次第で好きな人生を選べる時代です。しかし、それが人を激しい競争に駆り立ててもいます。

子どもたちは「受験戦争」のなかで上昇志向を植え付けられ、一流の学校、一流の企業を目指します。それが高学歴・高収入の「勝ち組」になる道だと思っているからです。そうして社会人になったら、今度は組織の中で勝ち残っていくために、しゃにむに働くことを求められます。

そもそも勤勉・勤労は、人間として成長するためにも必要であり、とてもよいことなのですが、それがために心身の健康を損ねるというのでは問題です。

何事にも根を詰めたり、働き過ぎたりするのは、真面目で几帳面な性格の人に多いようですが、とくに「タイプA」といわれる行動傾向を持つ人は、次のようになりがちです。

・目的を達成するために休息も取らずに頑張る
・時間に追われても周囲にかかわろうとする
・気が短く何でも自分でやろうとする
・完璧主義で、自分のやり方と合わない人に敵意や攻撃性を持ちやすい

こうした心的傾向や行動パターンを持つ人は、競争心、上昇志向、功名心が強く、無意識にストレスの多い状況を自分の周囲につくってしまうのです。仕事に対して同じような責任を持っていても、タイプA傾向の強い人ほど自分で仕事を増やし、ストレスを抱え込みます。そしてうまくいかないと落ち込んだり、悩んだりしてしまう。そのため、ストレス由来の病気になりがちですが、なかでも高血圧症や狭心症、心筋梗塞といった循環器系の病気にかかりやすいことがわかっています。

江戸時代にもそういう人はいたようで、『養生訓』ではこうたしなめています。

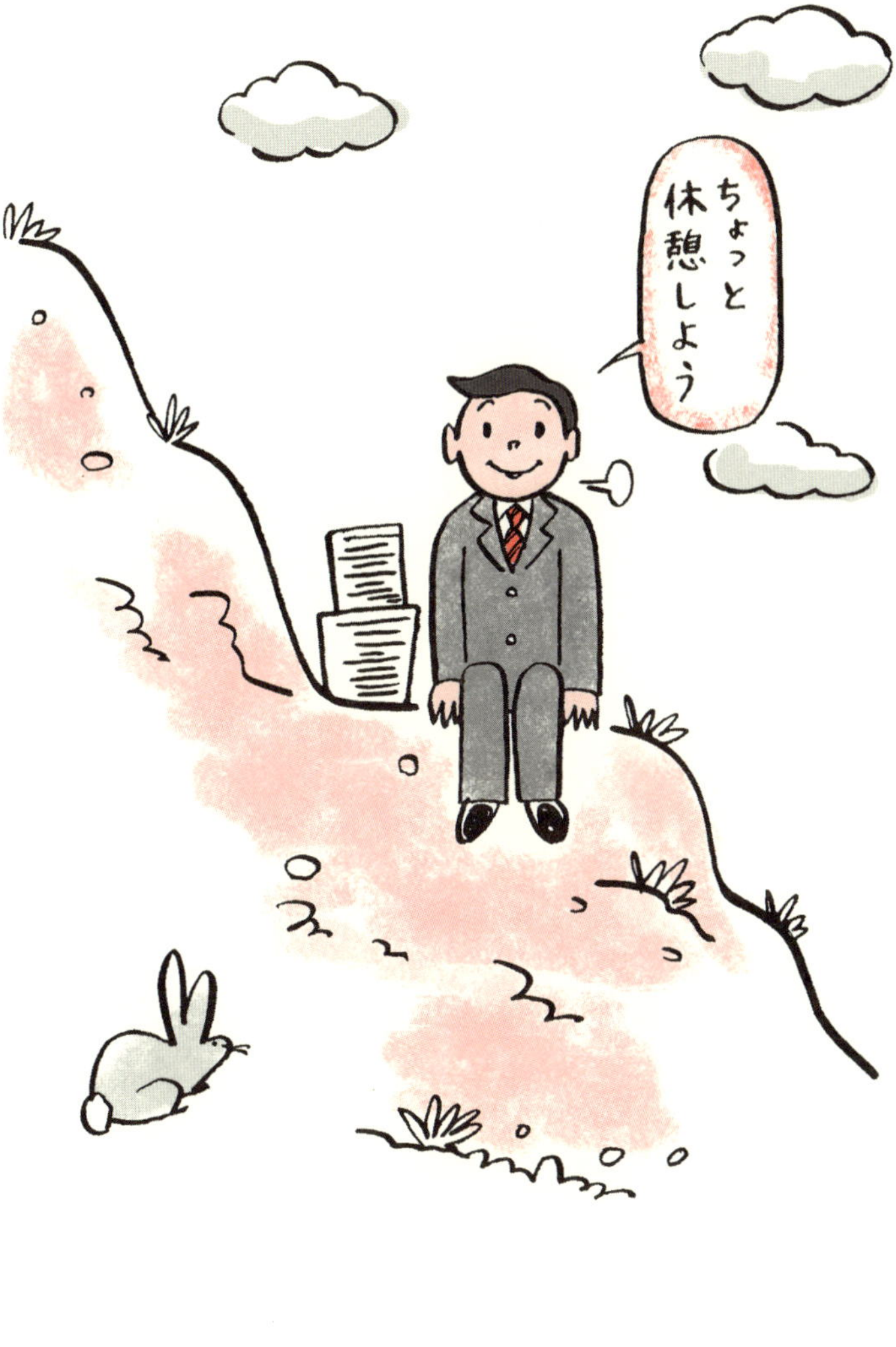
ちょっと休憩しよう

万《よろず》の事、皆わがちからをはかるべし。ちからの及ばざるを、しゐ《ひ》て、其わざをなせば、気へりて病を生ず。分外をつとむべからず。（巻第二の31）

凡《すべて》の事十分によからんことを求むれば、わが心のわづらひとなりて楽《たのしみ》なし。禍《わざわい》も是《これ》よりおこる。（巻第二の36）

つまり、何をするにしても自分の力量を計ってからすべきである。力量が足りないくせに無理をしてそれをやろうとすると、元気を浪費して病気になる。力量に過ぎたことをしてはいけないというのです。さらには、すべてのことに完璧であろうとすると、心の重荷になって楽しめない。さまざまな不幸は完璧を目指すことから起こる、とも。

これらはまさに、現代人にもあてはまる教訓です。勝つことばかりを意識する、完璧であろうとする気持ちが、無理を押してでも頑張らせてしまいます。競争社会に生きている以上、たいていの人は「負けたくないから頑張ろう」と思うでしょう。そして、寝る間も惜しんで勉強したり、こなしきれないほどの仕事を抱え込んだりする傾向があります。

もちろん、長い人生においては、時として頑張ることが必要なこともあります。ここが踏ん張りどころだと自分に言い聞かせることもあるでしょう。しかし、自分の力量を超えて結果を残せることは、そうそうありません。どんなに頑張っても、力量が上回る相手には負けるものです。冷静に考えればわかります。体をこわしたり、心を病んだりするまで頑張る必要はありません。

「燃え尽き症候群」という言葉をよく耳にします。仕事に邁進していた人が突然意欲をなくし、職場や社会に対応できなくなることを指していいます。全速力で回転していたモーターが突然動かなくなることを「バーンアウト」ということから、バーンアウト・シンドロームともいわれます。仕事に限らず、スポーツや勉強などに打ち込んだあげく、この症状に陥る人もいます。頑張り過ぎて心身のエネルギーを使い果たし、「燃え尽きて」しまうのです。その結果が「過労死」では、残された家族はやりきれません。

疲れたなと感じたら、頑張ることをやめましょう。思い切って休暇を取る、旅行に行く、家族や友だちと過ごすなどして気分転換を図りましょう。益軒もこういっています。

養生の道は、中を守るべし。中を守るとは過不及《かふきゅう》なきを云《いう》。（巻第二の42）

「中を守る」とは過不足のないこと、つまり、何事も「ほどほどに」ということです。

楽しみを見つける

「楽しまずして天地の道理にそむくべからず」

ストレスにも人の心身によい作用を及ぼすものがあると先にいいましたが、それは人が何か楽しいことをしているときに感じているストレスです。たとえば趣味にいそしんでいるときは、人はユーストレスが多い状態になります。

あなたには趣味と呼べるものがあるでしょうか。「仕事が趣味です」「子育てに夢中で趣味など持つ暇もありませんでした」という方がおられるかもしれませんが、それだけでは人生は味気ないものになってしまいます。やはり、自分なりの楽しみを持つことで、人生や日々の生活に味わいやうるおいが生まれてくるのではないでしょうか。

楽しみは是《これ》人のむまれ《う》付《つき》たる天地の生理なり。

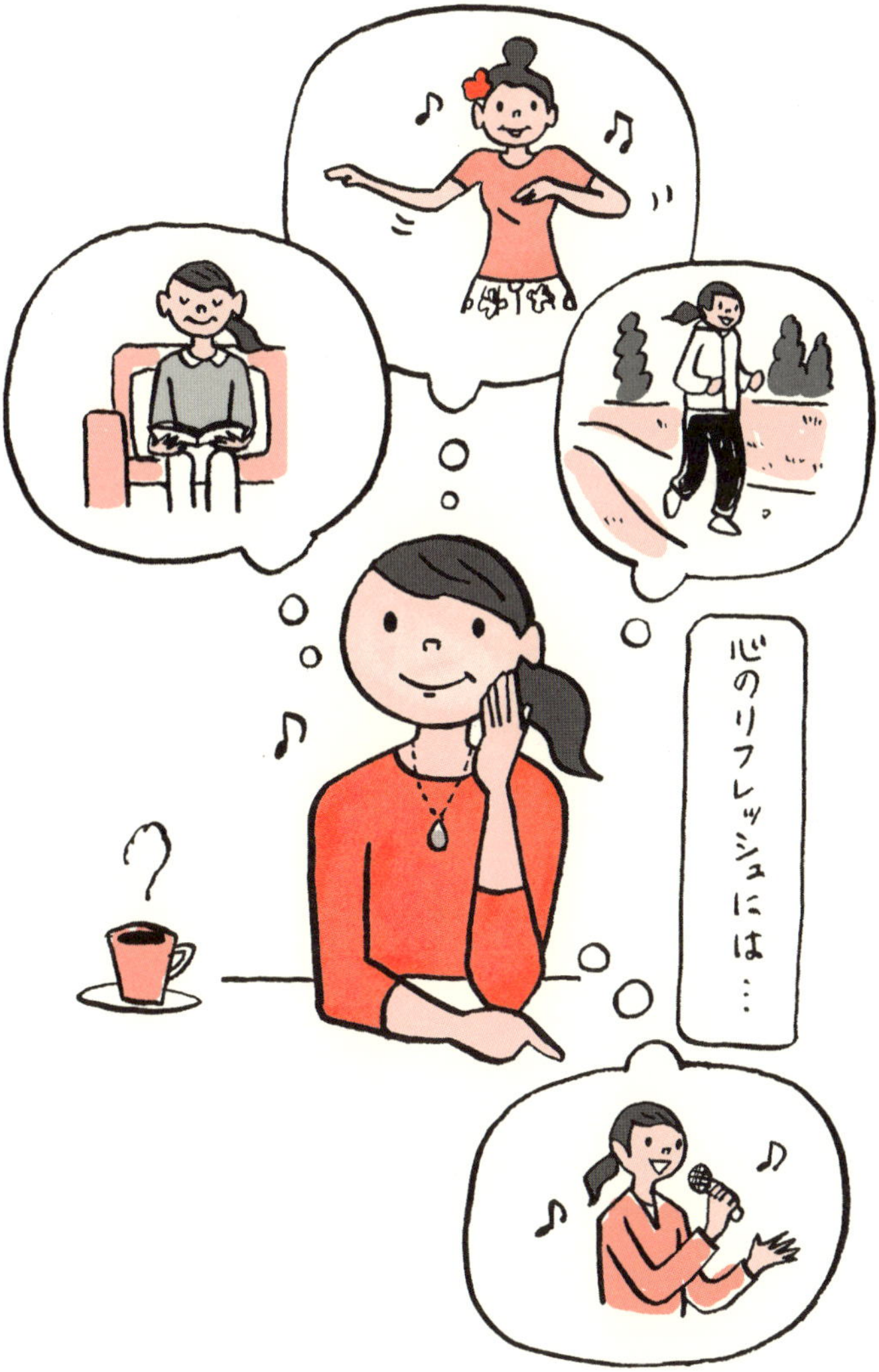
心のリフレッシュには…

楽しまずして天地の道理にそむくべからず。
つねに道を以て欲を制して楽《たのしみ》を失なふべからず。
楽を失なはざるは養生の本也。（巻第二の38）

『養生訓』でも、楽しみは人間が天から与えられたものであり、楽しまないことは天にそむくことだといっています。

趣味や生きがいを持つことが、中高年以降に生じてくる認知機能低下の予防に効果があることは、医学的な面からも明らかになっています。認知機能が低下する最大の要因は加齢です。しかし、年をとったからといって誰もが認知症になるわけではありません。運動や栄養、喫煙・飲酒などといった生活習慣が認知機能と深くかかわっていることが、センターの調査でもわかっています。食事バランスのよい人、運動量の多い人、睡眠がきちんと取れている人は、中高年以降も認知機能が高いレベルで維持されています。

また、五〇～七〇代では、読書や芸術鑑賞などの文化教養活動を行うことが知能のすべての側面の維持や向上につながり、八〇代では物書きや和裁・絵画などの創作活動が、一般的な知識量や視覚的な長期の記憶力と関連することが明らかになっています。

「私には趣味がないから見つけなければ」などとむずかしく考える必要はありません。音楽が好きな人はＣＤを聴く、花が好きという人は近所の花屋で買ってきた花を生けてみる、体を動かすことが好きな人はジョギングやウォーキングを習慣にする、歌を歌うのが好きだという人は友人を誘ってカラオケに行くとか、何でもいいので、とにかく自分を楽しませることをやってみましょう。

なかでも歌を歌うことには、さまざまな効果があるといわれています。大きな声で歌うことがストレス解消につながり、筋肉を動かすことで血行がよくなったりと、精神面、身体面に良い影響が出てくるのです。昔の人も歌や踊りを養生に役立てていたようで、『養生訓』にもこう書かれています。

古人は、詠歌舞踏《ぶとう》して血脈を養ふ。詠歌はうたふ也。舞踏は手のまひ足のふむ也。皆心を和らげ、身をうごかし、気をめぐらし、体をやしなふ。養生の道なり。（巻第二の53）

いにしえの人たちは歌を詠じたり、舞で手足を動かしたりすることで血と気のめぐりをよくしていたようです。古来より、歌ったり踊ったりすることは、体によいとされていました。歌や踊りに限りません。自分が好きと思えることならなんでもよいのです。好きなことを見つけて毎日を楽しみましょう。ちなみに益軒は、こんな楽しみ方をしていたようです。

ひとり家に居て、閑《しずか》に日を送り、古書をよみ、古人の詩歌を吟じ、香《こう》をたき、古法帖《こほうじょう》を玩《あじわ》ひ、山水をのぞみ、月花《つきはな》をめで、草木を愛《あい》し、四時の好景を玩《あじわ》ひ、酒を微酔《びすい》にのみ、園菜《えんさい》を煮《に》るも、皆是《これ》心を楽ましめ、気を養ふ助なり。貧賤《ひんせん》の人も此楽《たのしみ》つねに得やすし。もしよく此楽《たのしみ》をしれらば、富貴にして楽をしらざる人にまさるべし。（巻第二の21）

たとえ貧しい暮らしをしていてもこうやって楽しむことはできるし、その楽しみ方を知っていれば、裕福でもそれを知らない人たちより幸せになれるというのです。都会暮らしの現代人にはむずかしいかもしれませんが、その心がけは見習いたいものです

人との交流が心を元気にする

「我ひとり居て、憂悲《うれい》み多ければ、気むすぼほれてふさがる」

心の元気をなくしそうになったとき、一番効果的な回復法は家族や親しい友人と話すことです。ぎんさんの娘さんたちのことを思い出してください。それぞれのお子さんやお孫さんとの交流に加え、四人の姉妹が集まっておしゃべりをしたり、食事をしたりと、いつも親しい人たちと深くかかわっています。調査データからも、認知機能を維持している高齢者には「家族の絆が強い」「家族からのサポートがある」といった特徴が浮かび上がっていました。四人姉妹にとって、毎日を元気で暮らすうえで、姉妹や家族との交流が大きな支えとなっていることは間違いないでしょう。

四〇代、五〇代を仕事中心で生きてきた人にとって、六〇代になって迎える定年退職は、人生最大の転換点になります。職場がらみの慣れ親しんだ人間関係から離れることに不安

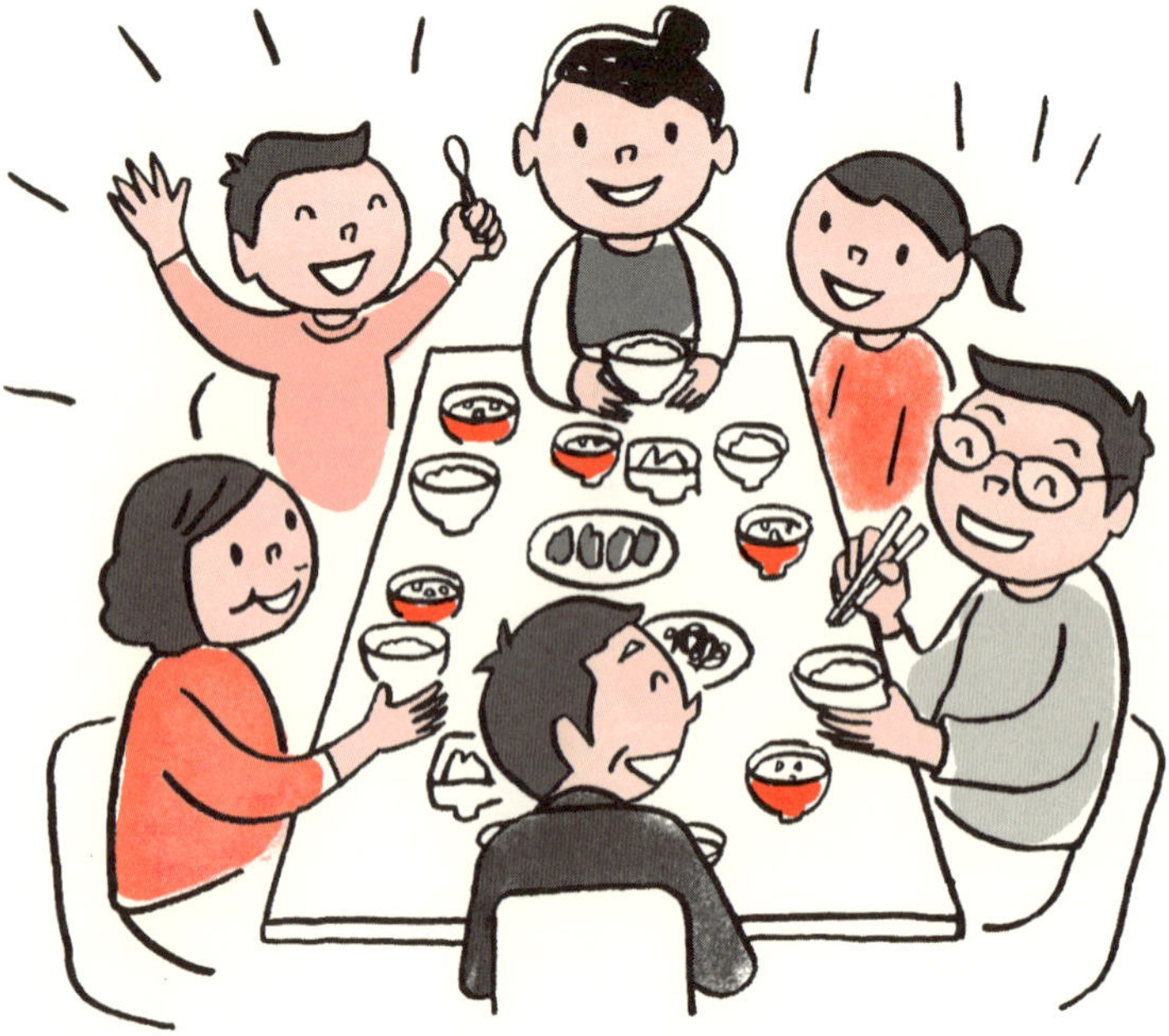

や寂しさを感じる人が多く、心理的に不安定な状態にもなりがちです。しかし、その転換を「第二の人生」のスタートだと前向きにとらえて、仕事中心の生活・人間関係から、家庭と地域社会を中心にした生活・人間関係へとスムーズに移行できる人は、定年退職後のQOLを高めて、楽しい人生を過ごせることでしょう。

そのためにも、まずは

身近な家族から、何でも話し合える関係をつくるようにしたいものです。とくに家族がそろって、その日の出来事を話しながら食事をとるような環境ができれば、いうことなし。最近は、みんながばらばらに、好きな時間に食事をする家庭もありますが、それでは栄養面からいっても問題が出てきます。

『養生訓』では、おしゃべりは気を減らすからと奨励していませんが、かといって、孤独になって憂いや悲しみが多くなると、気がふさがってよくないともいっています。

人に対して、喜び楽しみ甚《はなはだし》ければ、気ひらけ過《すぎ》てへる。我ひとり居て、憂悲《うれい》み多ければ、気むすぼほれてふさがる。へるとふさがるとは、元気の害なり。（巻第二の25）

六〇歳以上の方々を対象にしたセンターの調査では、女性の場合は家事をしたり、だれかの相談相手となったりするなど、家族のなかで役割を持つことが幸福感につながるということがわかっています。また、男女ともに、良好な対人関係を持つことが高い幸福感につながることもわかりました。

とくに男性の場合は、配偶者の存在が幸福感に大きな影響を与えます。奥さんに先立たれた男性が、気落ちして一気に老け込んでしまったという話をよく聞きますが、それほど男性にとって配偶者の存在は大きいのです。

一方、女性はどうかというと、配偶者の存在は直接的に幸福感にはつながらず、その他の家族や友人などとの関係が幸福感の維持に役立つという結果が出ています。男性には少しさびしい結果ですが、女性にとって家族や友人の存在は、配偶者以上に必要なものなのでしょう。

ちょっと落ち込んだり、悩み事ができたりしたとき、だれかと話ができるだけで心が安らぎます。抱えている問題について相談してみたら、自分が考えているほど深刻な問題ではないとわかったり、問題を解決するためのアドバイスをくれたり、一緒に解決にあたってくれたりするかもしれません。たとえ、自分ひとりで解決しなければいけないとしても、そんな自分のことを心配してくれたり、見守ったりしてくれている人がいると思えるだけで、元気が出てくるものです。

第3章

食養生こそ健康の基本

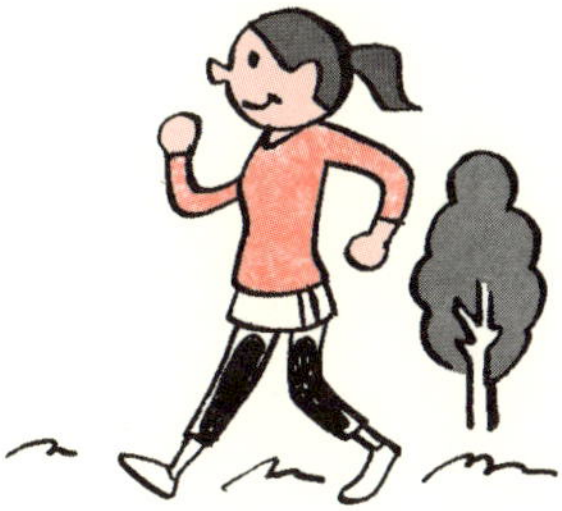

養生の基本は食生活にあり

「古人、禍は口よりいで、病は口より入《いる》といへり」

人間はだれしも毎日、食事をとります。当然のことながら、食品から摂取した栄養分を全身に送らなければ死んでしまうからです。その栄養が細胞に行き渡って体をつくり、機能を維持し、生きるのに必要なエネルギーを生み出します。

一日に三回、八〇歳まで生きるとして、三×三六五日×八〇年＝八万七六〇〇回、乳児期や、やむをえず食事をとれないときなどを除いても、人間は一生に約八万回の食事をとる計算になります。そう考えれば、食事で摂取する栄養分が体に与える影響の大きさがわかるでしょうし、私たちが健康であり続けるために健全な食習慣をもつことがいかに大切かということも、よくわかるはずです。『養生訓』にも、こう書かれています。

人生日々に飲食せざる事なし。常につゝしみて欲をこらへざれば、過《すぎ》やすくして病を生ず。古人、禍は口よりいで、病は口より入《いる》といへり。口の出しいれ常に慎《つつし》むべし。（巻第三の2）

人は毎日飲食するのだから、自重して欲を抑えなければ、食べ過ぎ、飲み過ぎで病気になってしまう。昔の人は「禍は口から出て、病は口から入《いる》」といった。不用意な発言が不幸のもとになり、誤った食生活が病気のもとになる。口から出すもの、入れるものはいつも控えめにせよ、ということです。

食生活をきちんとコントロールすれば病気を予防できますが、それを怠ったり、誤ったりすると病気になり、命の危険にさらされることもあります。過度な飲食によって肥満や糖尿病が引き起こされますし、塩分のとり過ぎは高血圧症や動脈硬化症の引き金になり、お酒の飲み過ぎは肝臓病をはじめとするさまざまな病気の原因になります。まさに「病は口から」で、生活習慣病といわれるもののほとんどが、悪しき食習慣によって引き起こされるのです。

また、日本人のライフスタイルの変化によって罹患《りかん》率が増加傾向にあるのが、すい臓がんです。すい臓はインスリンなどのホルモンを分泌して血糖値を安定させる役割とともに、脂肪を分解する役割を持つすい液を分泌する大切な臓器です。しかし、すい臓がんはかなり進行して初めて痛みや黄疸などの症状が出るので、早期発見が難しく、手術による治療も難しいがんです。飲酒、肥満、脂肪のとり過ぎ、喫煙などが主たる要因といわれますから、食事ではお酒や脂肪分を控えめにして野菜を多くとるようにし、さらに運動を十分に行って肥満を防ぐことが予防につながります。

一方で、これらの病気になったとき、症状を改善させるのもまた食事です。糖尿病の治療は食事のカロリー制限から始まりますし、高血圧症の治療には減塩などの食事療法が用いられます。また、腎臓病ではたんぱく質が制限され、逆に肝臓病では高たんぱくな食事をとり、すい臓病では脂肪制限が行われます。薬を使うよりも、まず食事療法で改善を図ることは、学会の治療ガイドラインでも奨励されているのです。

『養生訓』でも、薬を飲むよりも食事療法が先だといっています。

老人病あらば、先食治《まずしょくち》すべし。食治応《おう》ぜずして後、薬治を用ゆ《ふ》べし。（巻第八の21）

益軒は「老人」といっていますが、病気予防の観点からいえば、これはあらゆる年代の

病は口より入《いる》といへり

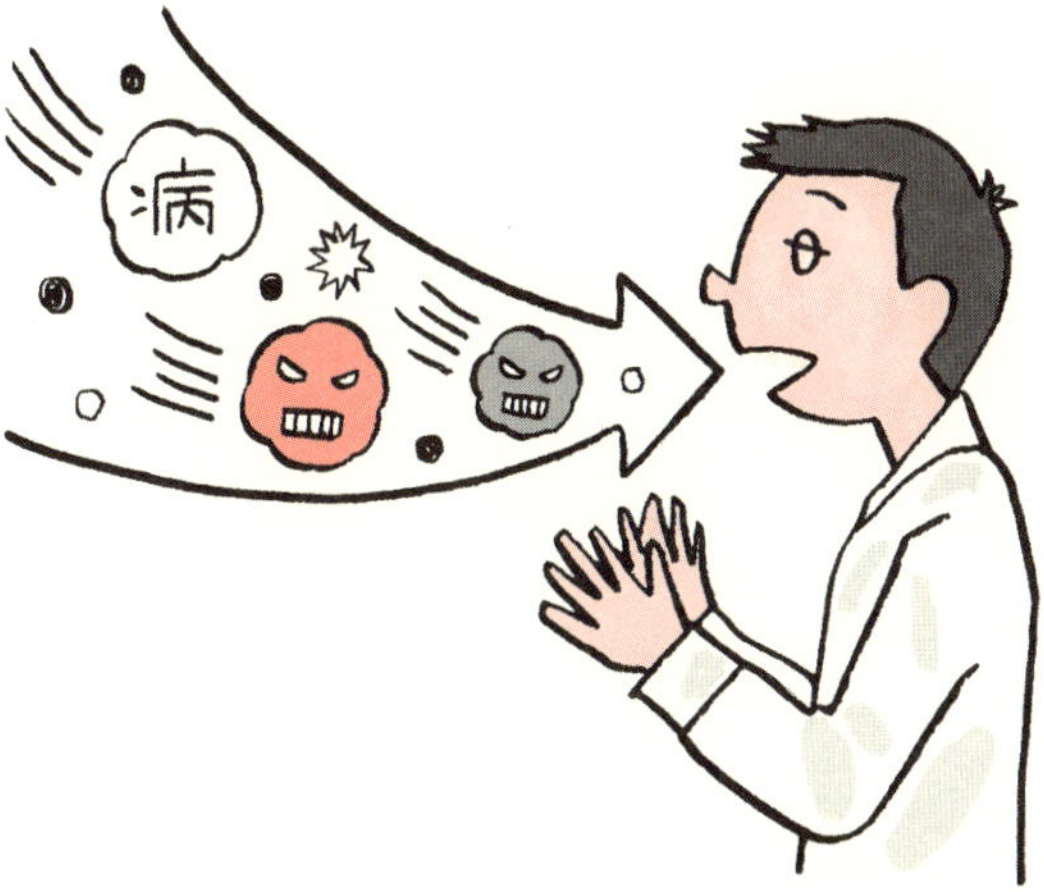

人に当てはまることです。がんを防ぐのにも、糖尿病を防ぐためにも、アルツハイマー病や骨粗鬆症を予防するためにも、バランスのとれたビタミンやミネラル、食物繊維が豊富な健康的な食事を続けることが大切なのです。

ただし、人生のステージや性別などによって、特定の栄養素の摂取に気をつけなければならないこともあります。たとえば、子どもは、成長に必要なたんぱく質やカルシウムを十分にとらなければいけませんし、若い女性は貧血予防のために鉄分をきちんととる必要があります。中年になったら肥満予防のためカロリーのとり過ぎに気をつけ、高齢になったら栄養不足に注意し、たんぱく質やミネラルが不足しないような配慮が必要です。

食べ過ぎのメタボ肥満は万病のもと

「珍美の食に対すとも、八九分にてやむべし」

食事をとる、栄養をとることは、人間が生きるための基本的な活動ですが、栄養のとり過ぎは大きな問題を引き起こします。いま社会的な問題となっているメタボリック・シンドロームは、まさに飽食や過食が大きな原因になっています。

今日の日本では、さまざまな食材や料理が食べられます。スーパーやデパートに行けばほとんどの食材が手に入りますし、街には日本の伝統食から外国の民族料理まで、多種多様な食事を楽しめるレストランや飲食店があります。有名店や高級食材を紹介する、いわゆるグルメ情報も氾濫しており、いまの日本は、まさに食の宝庫と呼べるほど、豊かな飲食環境にあるのです。しかし、それが人々の食欲を刺激し、飽食や過食の誘因となっているのですから、皮肉なことではありません。食欲の赴くままにぜいたくな食事を続ければ、体に悪いことは明らかです。『養生訓』にもこう書かれています。

珍美の食に対すとも、八九分にてやむべし。十分に飽《あ》き満《みつ》るは後の禍《わざわい》あり。少《すこし》の間、欲をこらゆれ《ふ》ば、後の禍なし。（巻第三の8）

普段食べられない高級な食品、美味しそうな料理が目の前にあると、ついつい食べ過ぎてしまうのが人の常ですが、それを「腹八分目でやめなさい。少しの間がまんすれば、後で苦しまずにすむ」と戒めているのです。同じように、次のような忠告もあります。

食多くして腹中にみつれば、元気めぐるべき道をふさぎ、すき間なくして食消《しょう》せず。是を以《もって》のみくふ物、身の養《やしない》とならず。滞《とどこお》りて元気の道をふさぎ、めぐらずして病となる。甚しければもだえて死す。（巻第三の58）

食べ過ぎて満腹になれば消化しきれず、体の栄養にはならない。体の中に滞って病いの原因になり、極端な場合は死んでしまうぞというのです。「もだえて死す」とは大げさなと思うかもしれませんが、それだけ食べ過ぎは危険だということです。

食べ過ぎが続けば、いずれは肥満になります。肥満とは、体重が平均値より多いのと同時に、体脂肪が多くたまった状態をいい、これが病気のもとになるのですが、このとき脂肪の量だけでなく、そのつき方が健康と大きくかかわってきます。

同じ程度の肥満、つまり脂肪の量であっても、糖尿病、高血圧症などの生活習慣病を中心とするさまざまな疾病につながる危険な肥満と、健康にはさほど危険のない肥満があります。俗に「太鼓腹」「太っ腹」という、おなかがポッコリ出る太り方が病気に直結する肥満で、これを「メタボ肥満」といいます。こういう体型になるのは腹部に脂肪が集中してつくためで、中高年の男性に多く見られます。この肥満では脂肪肝、糖尿病、高脂血症、高血圧、虚血性心疾患、睡眠時無呼吸症候群などのリスクが高くなります。

一方、女性の場合は、お腹に脂肪が多くたまると、妊娠したときに子宮が大きくなるスペースがなくなってしまうので、臀部や大腿部に脂肪をためこみます。こちらは生活習慣病などの発生率は比較的低くなっています。中高年で生活習慣病を発症するのが圧倒的に男性に多いのは、こうした脂肪のつき方が大いに関係しているからです。

なぜメタボ肥満が病気につながるのかといいますと、腹腔内にたまった脂肪は門脈を介して直接肝臓に入り込み、肝臓から全身に脂質を送り出すからです。これが高脂血症を引き起こします。また、組織のインスリン抵抗性が高くなり、糖尿病を引き起こすことにつながります。さらに、血圧を引き上げる原因にもなり、その結果、メタボリック・シンドロームとなって多くの生活習慣病を発症させるのです。

さらに肥満は、がんの発症原因になることもあります。発がん物質の多くは脂溶性なので、脂肪を多くとる肥満者は発がん物質を体内に取り込む確率が高くなり、発がんの危険性が増すのです。実際にねずみを使った動物実験でも、栄養を与え過ぎるとがんの発生率が高くなることがわかっています。

肥満との関連が指摘されているがんには、子宮がん、卵巣がん、乳がん、大腸がん、前立腺がん、胆のうがん、腎臓がんがあります。このうち子宮がんや乳がんは、女性ホルモンが多いと発症しやすいのですが、栄養状態がよいほどホルモンの分泌が促されます。

また女性の場合、気をつけたいのが「かくれメタボ」です。これは、腹囲が基準値の九〇センチ未満で、かつＢＭＩ［体重〈kg〉÷（身長〈m〉×身長〈m〉）］で算出する肥満の判定数値（二五以上が肥満とされる）も二五未満であるにもかかわらず、高血糖、血清脂質異常、血圧高値のうちの二つ以上を有する人です。センターの研究データから

「メタボ」、「かくれメタボ」の要因

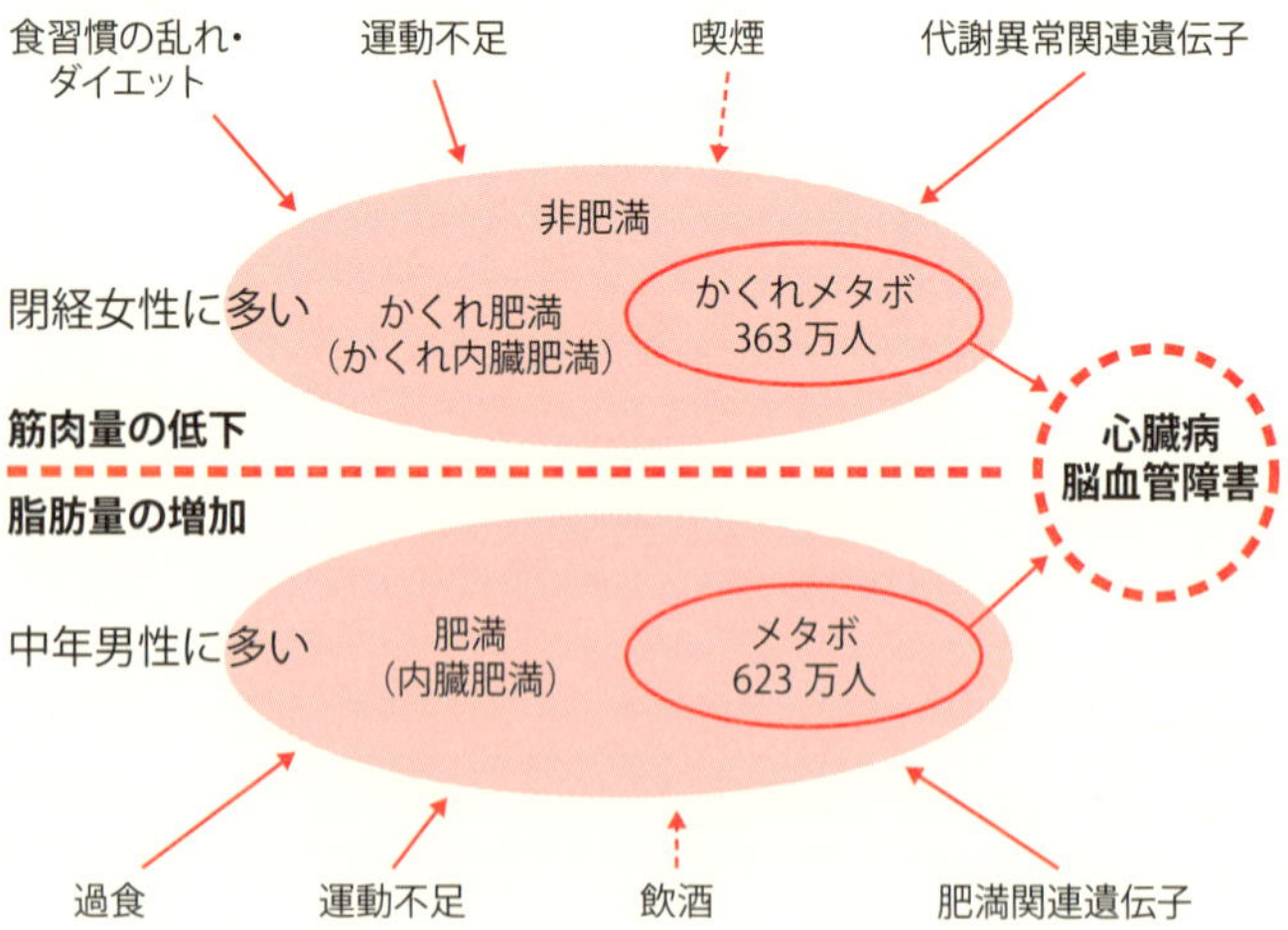

の推計（二〇〇九年）では、四〇歳以上の「かくれメタボ」人口は、日本人全体で三六三万人にも達しています。

肥満を伴う「メタボ」が四〇歳以上では六二三万人で、男性が女性の約三倍いるのに対し、「かくれメタボ」はむしろ女性に多く、とくに閉経以降の女性に多いのが特徴です。中高年男性に多い「メタボ」は、過食、飲酒による内臓脂肪の増加が主たる要因ですが、女性に多い「かくれメタボ」は、運動不足などで筋肉の量が低下し、相対的に体脂肪量が多くなって血清脂質異常や高血糖、血圧高値を生じている可能性があります。この場合、運動不足の解消が何よりの対策になります。

一日三食きちんと食べる

「晩食は少きがよし」

肥満にならないためには、食事からのエネルギー摂取量を少なくするのが最も確実で、手っ取り早い方法です。こういうと、だったら食事の回数を減らせばいいやと思うかもしれませんが、食事の回数を少なくすると、逆に太りやすくなります。

回数を減らすと、空腹のために一回当たりの食事量が増え、結果的には全体の摂取量が増えてしまうのです。また、長時間の空腹と飽食を繰り返すと、飢餓に備えるために体が脂肪をため込むように働くので、脂肪がたまりやすくなります。したがって、やせようと考えるならば食事を抜かないこと、一日三回、きちんと食事をとることが大切なのです。

寝起きで時間がないこともあって、朝食を食べない人も多いようですが、朝食は三食の中でも大事です。朝食を食べなければ体、とくに脳にエネルギーとなる栄養素が行き渡らず、体を動かす気力が湧かず、思考力も働きません。それに、朝食を抜いたぶん、昼食や夕食の量が増えて脂肪を蓄積しやすくなります。

食事をとると血糖値が上がり、それを下げるためにすい臓からインスリンが分泌されます。食べる量が多ければインスリンも大量に分泌され、その働きによって血液中の糖が分解されてエネルギーになります。このエネルギーを運動によって消費すればよいのですが、運動をしなければ脂肪細胞、とくに内臓脂肪組織の脂肪細胞に脂肪分として取り込まれて、肥満、内臓肥満になっていきます。

といっても、朝から栄養分の多い食事をしっかりとるのも考えものです。朝から満腹になっていては、動くのがおっくうになるだけでなく、内臓に負担がかかってしまいます。朝は茶碗に軽く一杯のごはんと、主菜の魚や肉、卵料理から一品と、野菜の副菜を一品、それにフルーツやヨーグルトをとる程度がよいでしょう。

そのかわり、昼食をしっかり食べましょう。昼食はたくさん食べても、日中の活動によって交感神経が優位に働き、蓄積された脂肪分をエネルギーに変えることができます。脂肪分の多いものを食べたいときは、昼食にとるのがおすすめです。

一方、夜は、活動を抑えようとする副交感神経が優位になってくるので、栄養を体に蓄

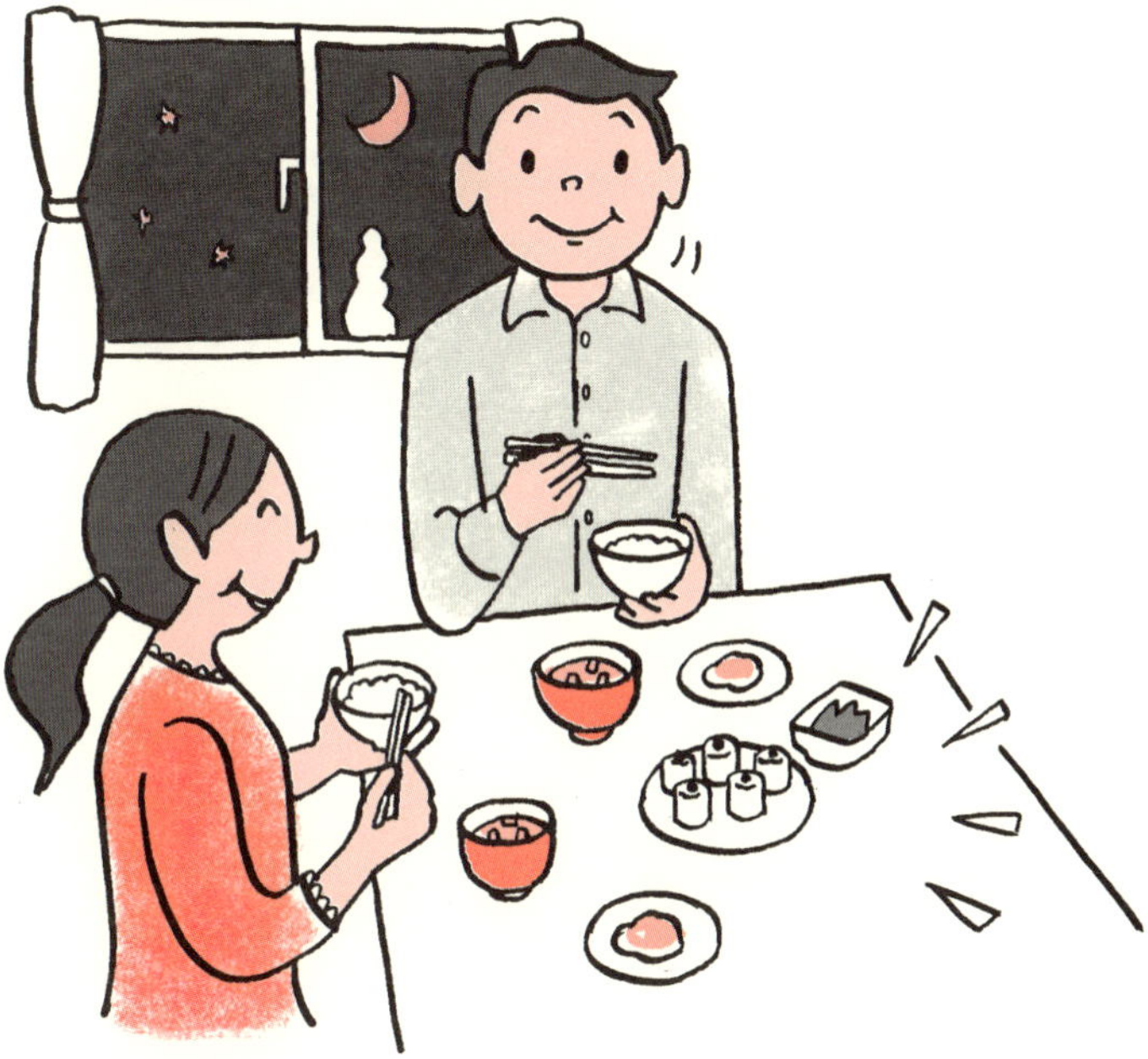

えてしまいます。ですから昼と同じものを食べると、エネルギーに変わらずに脂肪として蓄積されてしまい、肥満につながりやすくなります。朝食・昼食は慌ただしいので手軽なものにして、夜はゆっくりフルコースというのが、いちばん肥満につながりやすいパターンなのです。『養生訓』でもこういっています。

夕食は朝食より滞《とどこおり》やすく消化しがたし。晩食は少きがよし。かろく淡《あわ》き物をくらふべし。

（巻第三の19）

つまり、夕食は朝食よりも体にたまりやすくて消化しにくいから、少なめにして、軽く淡白な味のものを食べるのがよいということです。

一日のエネルギー摂取量の半分以上を夜にとることを、英語では「ナイト・イーティング・シンドローム」といいます。普通は「夜食症候群」と訳されますが、「夜食をとることによる障害」と誤解されやすいので、私は「夜間摂食症候群」といっています。アメリカの肥満者の九〜二四%がこれにかかっているといわれています。

この症状では、まず寝つきが悪くなります。寝つけないので起きて冷蔵庫の中のものや、スナック菓子を食べたりします。当然、朝起きても食欲はなく、朝食を抜きがちになり、昼食や夕食をたくさん食べることになります。この悪循環で体のリズムをコントロールするメラトニンや、食欲を抑えるレプチンといったホルモンの分泌が悪くなり、どんどん肥満が進むのです。

また、夜に大量に食べると血糖値が上がってしまい、糖尿病を誘発します。とくに血糖値の高い人は、夕食は軽くし、食後には軽い運動などをして、血糖値を下げるようにしてください。

バランスのよい食事を心がける

「五味をそなへて、少《すこし》づゝ食へば病生ぜず」

『養生訓』には「五味」という言葉がたびたび出てきます。五味とは、字面が示すとおり、酸っぱい、苦い、甘い、辛い、塩辛い（鹹《かん》）の五つの味のことです。中国の五行説では、この世の万物は木・火・土・金・水の五つの基本的な元素から成り立つとしていますが、味覚も同じで「酸」は木、「苦」は火、「甘」は土、「辛」は金、「鹹」は水の五つの要素からなると考えられています。

味覚を感じる力は加齢とともに衰えます。唾液の分泌の減少や義歯の影響などもありますが、「味蕾（みらい）」という舌にある味を感じる細胞が萎縮することが主たる原因です。口内を不潔にしておくと舌炎を起こして味覚障害が進みやすいので、とくに中高年の人は注意し、五味の感覚を大事にしてほしいと思います。

また、亜鉛が欠乏すると味覚障害が起きます。亜鉛は貝類をはじめとする海産物に多く含まれており、必要量もごく少ないので汁物などで取るようにすれば十分でしょう。ただし、高血圧症や高脂血症の治療薬のなかには亜鉛不足を起こすものもあるので、中高年者は意識して亜鉛の多い食品をとるようにしてください。

五味について、『養生訓』では次のように書かれています。

五味をそなへて、少《すこし》づゝ食へば病生ぜず。諸肉《しょにく》も諸菜《しょさい》も同じ物をつゞけて食すれば、滞《とどこお》りて害あり。（巻第三の9）

五味をそなえているものを食べていれば、病気にはならない。肉でも野菜でも、同じものばかりを食べ続けていると害になる。つまり、いろいろなものをバランスよく食べることが大切だというのです。

一時期、バランスのよい食生活を送るために、「一日三〇品目」をとることが推奨されました。しかし二〇〇〇年に改訂された厚生労働省の食生活指針からは、この文言が除かれました。実のところ「三〇品目」にこだわることには、あまり意味がありません。ほんの少しの量を三〇品目食べたところで、バランスがとれているとはいえないからです。バランスのよい食事をとろうとするのであれば、『養生訓』がいうように、「同じものばかり食べない」ことが大切です。健康によいといわれる食品でも、これさえ食べていればよいというものはありません。たんぱく質、炭水化物、ビタミンやミネラル、食物繊維が豊富な食品をバランスよくとり続けることが、病気の予防につながります。「医食同源」とはこのことなのです。

その意味では、和食は非常に優れた食事です。日本人は、生活習慣病の原因となる脂質の摂取量がきわめて少ないのですが、これは和食のおかげだと考えられます。

よくいわれることですが、野菜を積極的にとることも重要です。野菜には、食物繊維、カリウムやビタミンC、A、B_6、葉酸などが豊富ですが、ナトリウムや脂質、コレステロールといったものはほとんど含まれておらず、心筋梗塞や脳梗塞などの動脈硬化性疾患の予防に大きな効果があります。

また、野菜の香りや色素、辛味などの成分が抗酸化作用を持っているので、さまざまな病気の予防にもつながります。さらに、野菜の摂取が認知機能低下のリスクを下げるという調査結果もあります。これはシカゴで行われた研究で、三七一八人の高齢者の栄養調査を行い、六年後の認知機能の変化を調査したものです。それによると、野菜の摂取量が多かったグループは少なかったグループに比べて、認知機能の低下が四〇%も少なかったというのです。野菜の力はあなどれません。

菜は穀肉の足《た》らざるを助けて消化しやすし。（巻第三の21）

『養生訓』でも、「野菜は穀物や肉類では不足する栄養を補って消化しやすくする」といっていますが、野菜はまさに健康づくりに不可欠な食品なのです。

しかし、残念ながら日本人の野菜摂取量は、アジア諸国と比べると少ないようです。一日三五〇グラム以上が目標ですが、平成二三年国民健康・栄養調査によると、一日当たり二七七グラムしかとれていません。三五〇グラムというと相当な量にも思えますが、たとえば、ニンジン一本、ピーマン二個、ホウレンソウ四分の一束、キュウリ一本、玉ネギ半個、これでだいたい三五〇グラムです。これくらいでしたら、それほど苦もなくとれるのではないでしょうか。毎食、副菜におひたしやサラダをつけたり、味噌汁の具にいろいろな野菜を入れるなど、意識して野菜をとることを心がけたいものです。

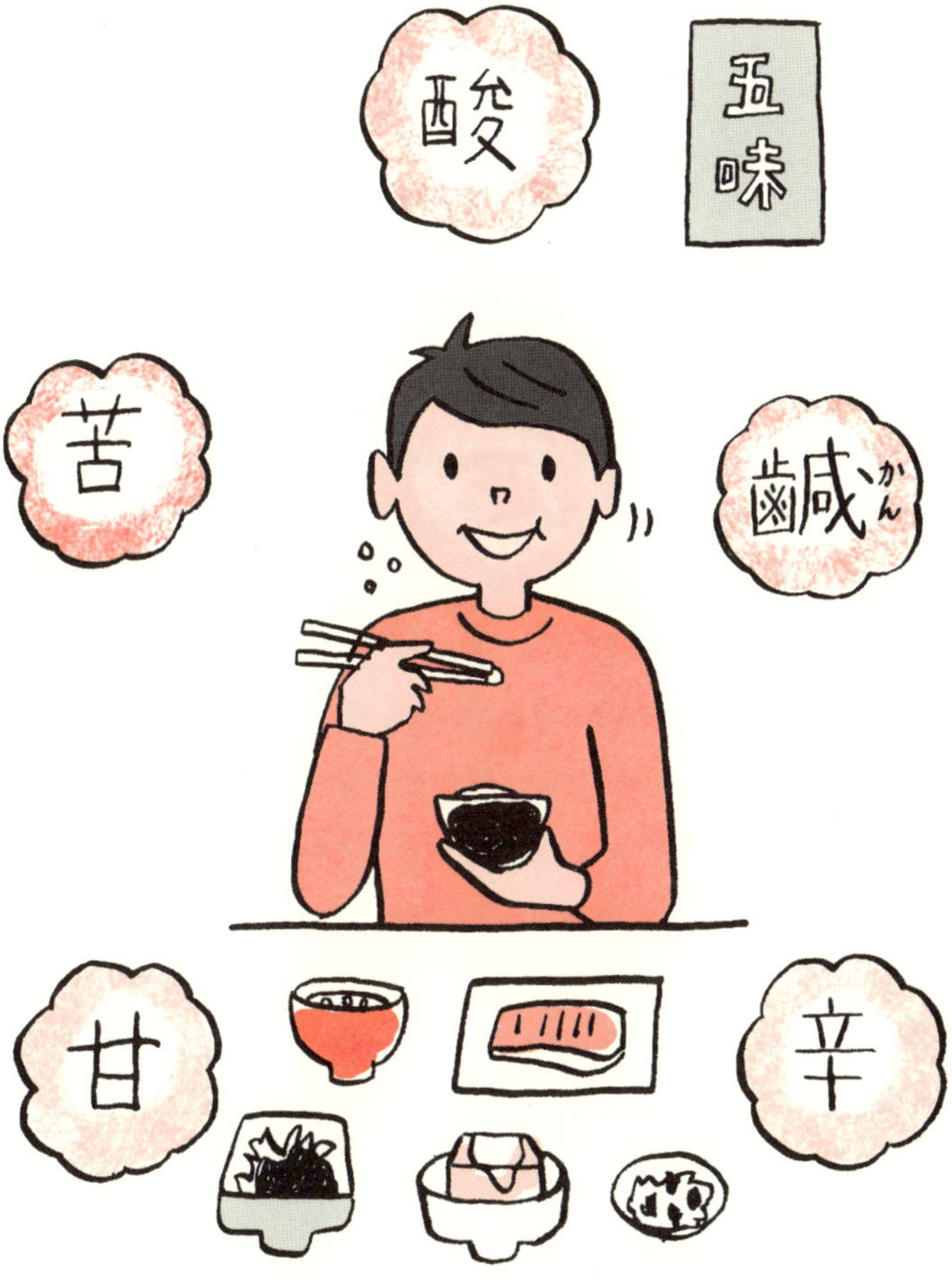
五味
酸
苦
鹹《かん》
甘
辛

塩分のとり過ぎに注意

「凡《すべ》ての食、淡薄《たんぱく》なる物を好むべし」

私たちが毎日の食事で第一に注意したいのが塩分のとり過ぎです。塩分をとり過ぎると、まず、血圧が高くなります。血圧が高くなると動脈硬化が進み、脳卒中や虚血性心疾患（狭心症や心筋梗塞）などを発症しやすくなります。また、塩分のとり過ぎは腎臓に負担をかけますし、胃がんの進行を早めたりもします。日本人には胃がんが多いのですが、その一因は塩分のとり過ぎです。高濃度の塩分を含む食品は胃の粘膜を傷つけて炎症を引き起こし、それが胃がんにつながるのです。

そうした疾病を予防するために、ＷＨＯ（世界保健機関）は二〇一三年一月に、成人の塩分摂取量を一日五グラム未満にすべきだとの指針を出しました。子どもに関しては、それ以上少なくするように求めています。塩分のとり過ぎは世界共通の問題でもあるのです。

『養生訓』では、食事で塩分を控えることについて、次のようにいっています。

朝夕の食、塩味をくらふ事すくなければ、のんどかはか《わ》ず、湯茶を多くのまず。脾《ひ》に湿を生ぜずして、胃気発生しやすし。（巻第四の31）

朝夕の食事で塩辛いものをあまり食べないようにすると、のどがかわかず、湯や茶を多く飲まなくてもすむようになる。そうすると脾臓の湿気を除き、胃腸の働きがよくなるというのです。つまり塩分のとり過ぎは脾臓や胃に負担をかけ、元気を損なう原因になるといっているのです。

和食はバランスのとれた健康食ですが、塩分が多い料理もあります。それは、和食で常用される醤油や味噌に塩分が多く含まれているからです。一般に市販されているもので、醤油の場合は大さじ一杯あたり一・五グラム程度、味噌は大さじ一杯あたり一・九グラム程度の塩分をとることになります。一般成人が推奨されている一日の塩分摂取量は、男性が九グラム未満、女性が七・五グラム未満ですから、気をつけないとすぐにこの量を超えてしまいます。和食が体によいことは間違いありませんが、塩分摂取という点では注意が必要なのです。

ちなみに、厚生労働省によると、平成二三年の一日の塩分平均摂取量は、成人男性が一一・四グラム、成人女性が九・六グラムです。

それに加えて、日本人には塩分の節約遺伝子を持つ人が多いとされています。動物が生きていくうえで塩分は必須の栄養素ですが、太古の時代に海から遠く離れた地域で暮らしていた人々にとって、塩分をとることは容易ではありませんでした。そこで、とり込んだ塩分をあまり排泄せず、体内に多く蓄えるように遺伝子が変化したのです。日本人の祖先は、弥生時代に稲作とともに大陸から移ってきた人たちが、それまで住んでいた縄文人と混じって形成されたといわれています。海から遠い大陸の奥地に住んでいた人たちには塩分を保持する節約遺伝子が備わっていたと思われ、その遺伝子を日本人は受け継いでいるのだと考えられます。

ですからなおのこと、塩分のとり方には気をつけなくてはなりません。食事で減塩するには、とにかく薄味に慣れることです。味の濃い料理ばかりを食べているとそれが普通になってしまうので、意識して薄味のものを選んだり、薄味に調理するようにしましょう。益軒もこういっています。

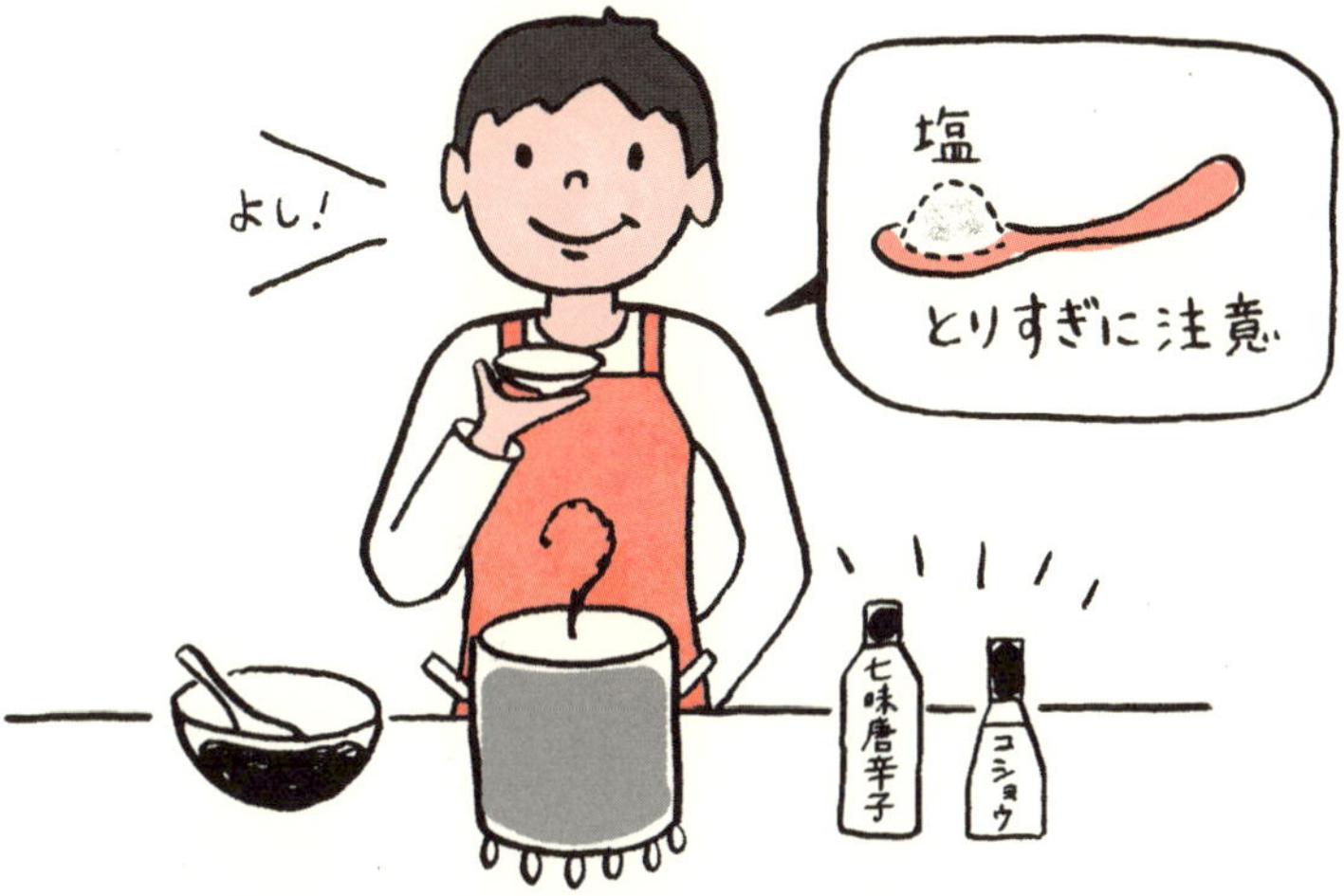

凡《すべて》の食、淡薄《たんぱく》なる物を好むべし。肥濃油膩《ひのうゆに》の物多く食ふべからず。

（巻第三の６）

食事は味の淡白なものを中心にして、濃い味つけのもの、脂っこいものは避けた方がいいということです。薄味でおいしく調理するには、出汁を上手にきかせるのがコツです。出汁のうまみで味わいが出て、煮物に醤油を入れ過ぎたり、味噌を多く使うこともなくなります。また、コショウや唐辛子など、塩分を含まない香辛料を上手に使うのもおいしく食べる方法です。さらに、味噌汁は一日一杯程度に抑える、醤油やソースはかけるのではなく小皿にとってつけるようにするなど、毎日のちょっとした工夫が減塩につながります。

一方で、人間が生きていくためにはある程度の塩分が必要です。とくに夏場は暑い日が続くと、大量に汗をかいて脱水状態になってしまうこともあります。そんなときには、水分だけでなく塩分も同時に補給するようにしましょう。塩分が失われた状態が続くと、命にかかわる危険も出てくるので、とくに高齢者は十分注意しなければなりません。

塩分と水分を同時に補給するためには、水やお茶ではなくスポーツドリンクを飲むとよいでしょう。吸収が早く、効率的に塩分と水分を補えます。ただし、スポーツドリンクの中には、脱水時に必要なナトリウムの代わりにカリウムが多く含まれているものもあります。これはいくら飲んでも塩分は補給されず、逆に心停止の原因ともなる高カリウム血症を引き起こすこともあるので注意が必要です。

また、脱水症状が起きていないときにナトリウムが多く含まれたスポーツドリンクを多量に飲むと、塩分のとり過ぎになります。成分を確認したうえで、ナトリウムの少ないものを選んで飲むようにしましょう。

酒はほどほどが心身にベスト

「酒を飲《のむ》には、各《おのおの》人によってよき程の節あり」

食物は人が生きていくために必要な栄養を供給してくれますが、それも適量であればの話で、度を超してとり過ぎると体に害を及ぼすものも多く、その代表格がお酒です。

お酒を飲むと、体が温まり、気分が高揚して楽しくなったり、リラックスできたりと、精神面でのよい効果が多くあります。また、動脈硬化の予防に重要な働きをするＨＤＬ（善玉）コレステロールは飲酒によって増えることがわかっていますし、血管が広がって血液の循環がよくなるなど、身体面でもよい面があります。ちなみに日本酒や赤ワインには、動脈硬化や老化を防ぐ抗酸化成分が含まれています。

とはいえ、飲み過ぎると体をこわすことが非常に多いのも事実です。お酒が肝臓に悪いというのはよく知られていますが、飲み過ぎれば脂肪肝や肝硬変、アルコール性肝炎といった肝臓系の病気になります。それだけでなく、糖尿病やすい臓障害のリスクが高まりますし、消化器系、循環器系にも悪影響を及ぼしたり、脳萎縮などを引き起こしたりもします。さらには、アルコール依存症、振戦せん妄など、精神面への悪影響もある。そうしたお酒の功罪は江戸時代から知られていたようで、『養生訓』にはこう書かれています。

酒は天の美禄《びろく》なり。少《すこし》のめば陽気を助け、血気をやはらげ、食気をめぐらし、愁《うれい》を去り、興《きょう》を発して、甚《はなはだ》人に益あり。多くのめば、又よく人を害する事、酒に過《すぎ》たる物なし。（巻第四の44）

酒は天から与えられたご褒美のようなもので、少し飲めば血のめぐりをよくし、食欲を増進させ、心も明るくさせるなど、よいことがたくさんある。しかし、多く飲むと、これほど人を害するものはない、というのです。そしてこう続けます。

酒を飲《のむ》には、各人《おのおの》によつてよき程の節あり。少《すこし》のめば益多く、多くのめば損多し。（巻第四の45）

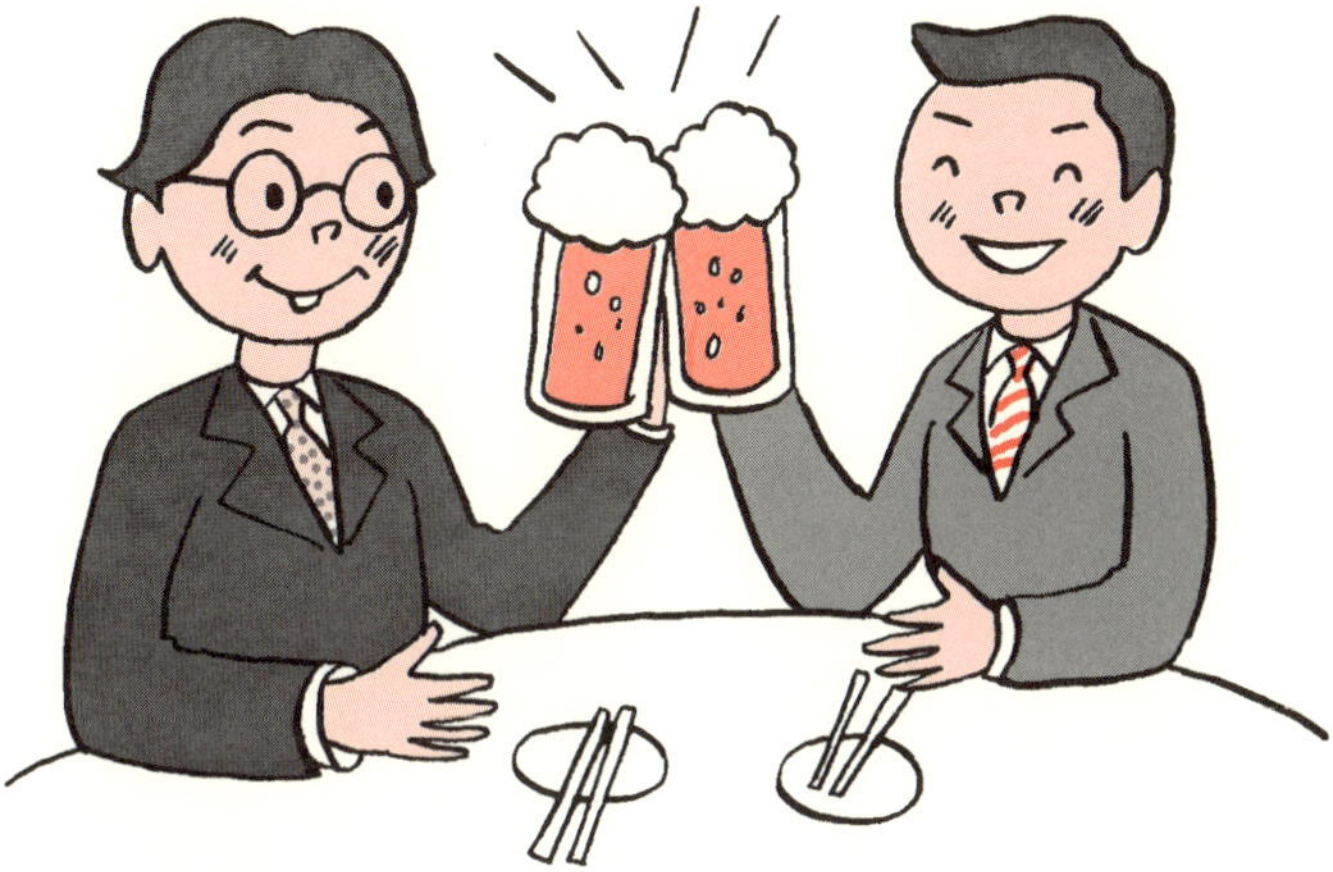

酒は人それぞれに適量がある。それを知ってほどよく飲めば益が多く、飲み過ぎれば損が多くなる。つまりは「ほどほど」に飲むことが、体にも心にもよいということなのです。では、この「ほどほど」はどの程度なのでしょうか。

社団法人アルコール健康医学協会によると、お酒は、「日に一～二単位」が適量とされています。この場合、一単位は純アルコール二〇～二五ｇのことです。私たちが普段に飲むお酒で換算すると、ビール中瓶一本（五〇〇ml）、日本酒一合（一八〇ml）、焼酎〇・六合（約一一〇ml）、ウイスキーダブル一杯（六〇ml）、ワイン四分の一本（約一八〇ml）、缶チューハイ一・五缶（約五二〇ml）ということになります。

一日に飲む量がこの程度であれば、「ほどほど」といえます。ただし、適量とはいえ、毎日飲み続けることはおすすめできません。肝臓を休めるためにも週に二日は「休肝日」にしたいものです。ちなみに『養生訓』では害のないお酒の飲み方として、「朝夕の食後に飲む」のがよく、冬でも夏でも「ほどよく温かい酒を飲む」のがよいとしています。

実は、日本人は体質的に、お酒に弱い民族なのです。アルコールはADHというアルコール脱水素酵素によってアセトアルデヒドになり、アセトアルデヒドはアセトアルデヒド脱水素酵素（ALDH）でさらに分解されて無害な酢酸になります。これが、お酒の酔いがさめるメカニズムです。お酒が飲めるかどうかは、このALDHの働きで決まります。ところが日本人には、ALDHの活性が悪い遺伝子を持つ人が多く、アセトアルデヒドの分解ができずに悪酔いや二日酔いの症状が出ることが多いのです。

ところで女性は、男性より体が小さく肝臓も小さいため、アルコールの害を受けやすいといわれています。また、女性ホルモンにはアルコールの分解を抑える作用があるので、アルコール依存症や肝障害が進みやすいというリスクもあります。それに、妊娠中や授乳中の飲酒は、胎児に悪影響を及ぼします。女性の飲酒は男性よりもリスクが大きいのです。

アルコール依存症になると、肝硬変などさまざまな障害が出現します。アルコールを代謝するためにはビタミンB_1が消費されますから、アルコール依存症の患者さんには重度のビタミンB_1欠乏症が多く見られます。特徴的な症状としては、直前のことも覚えていられないほどの記憶障害が出て作り話をしてしまう、コルサコフ症候群があります。また、小脳が萎縮して平衡機能が低下し、ふらついたり転倒したりしやすくなります。早期であればビタミン剤の投与で回復しますが、慢性化すると障害が残ってしまいます。

最近は、高齢者のアルコール依存症が多く見られます。もともとアルコール依存の傾向があった人が定年退職して一日中家にいるようになると、何もすることがないため、ついつい昼間からお酒を飲む生活になりがちです。また、定年退職したのだからと、周囲も飲酒に対して寛大になります。地域社会とのかかわりが少ない男性に多いようですが、そうした生活が続くとアルコール依存症になってしまいます。

そのせいか、認知症で入院してくる患者さんの中には、アルコール性の障害による人が多くいます。高齢になるほど手足の震えや転倒、記憶力の低下などの症状が老化のせいだと判断されて、アルコールによる障害が見逃されやすいのです。高齢者がお酒に頼らなくても楽しく毎日を過ごせるように、家族や周囲の人たちが支えることが必要です。

和食は理想的な健康食

「身をやしなふに益ある物をつねに ゑ《え》らんで食ふべし」

和食は栄養バランスがよいうえにダイエット効果もある、非常に優れた食事です。肥満の多い欧米で近年、和食ブームが起きるほど注目されています。

栄養が偏らないようにするためには、カロリーの一二％をたんぱく質、二五％を脂質、六七％を炭水化物でとることが理想的だとされ、日本人の平均的な食事は、ほぼこれを満たしています。そうしたバランスのよい食事でも、とり方を間違えないように、『養生訓』ではこう注意を促しています。

凡《およそ》食物は性よくして、身をやしなふに益ある物をつねにゑ《え》らんで食ふべし。益なくして損ある物、味よしとてもくらふべからず。（巻第三の10）

清《きよ》き物、かうばしき物、もろく和《やわら》かなる物、味かろき物、性よき物、此《この》五の物をこのんで食ふべし。益ありて損なし。是に反する物食ふべからず。（巻第三の33）

最初の注意は、体によい成分が含まれている食品を食べるべきであって、無益で害のあるものは、いくらおいしくても食べてはいけないということです。食を養生の基本と考えれば、味より栄養が大事なのです。そして、新鮮なもの、香りがよいもの、軟らかいもの、さっぱり味のもの、成分がよいものを食べるように心がければ、体によいばかりで害はないとしています。

一般的な日本食では、主食として炭水化物であるごはんを食べます。そして、主菜として肉料理、魚料理、卵料理などからたんぱく質や脂質をとり、副菜として野菜のおひたしや炒め物を食べ、味噌汁や漬け物で発酵食品などをとっています。そして、カロリーの調節は主食で、たんぱく質や油脂類の調節は主菜で、ビタミンや食物繊維は副菜でというように、体格や年齢、運動量に合わせて、栄養素の必要量をバランスよくとることができるように工夫されています。

また日本人は、食材や調理法をうまく組み合わせて、さまざまな料理をつくることが上手です。見たことのなかった食材でも、自分なりの方法を見つけて、新しい料理をつくり出したりします。

『養生訓』に「蘿蔔《らふく》は菜中の上品也。つねに食ふべし」（巻第四の13）と書かれている大根（蘿蔔《すずしろ》）ひとつとっても、煮物やおろしといった和食での使い方以外に、フレッシュなサラダにしたり、炒め物にしたりと、いろいろ工夫して食べています。日本人の器用さやマメさが、食卓を豊かにし、バランスのよい食生活にしているといっていいでしょう。

ただし、いいことずくめに見える日本食にも欠点はあります。先述したとおり、塩分をとり過ぎてしまうことが大きな落とし穴ですが、ほかにもカルシウム不足になりがちな点も問題です。カルシウムは骨や歯を丈夫に保つために欠かせない成分ですし、不足するとイライラするなど、脳や神経などの働きにも欠かせないものです。小魚や海藻類、豆腐などにカルシウムが含まれますが、量をたくさんとるのはなかなか難しいと思います。

カルシウムを手軽にとれるのは、牛乳、ヨーグルト、チーズなどの乳製品や小魚、魚のふりかけなどです。高齢の方のなかには、食べつけないという方がおられるかもしれませんが、高齢者ほどカルシウムが必要です。朝食に牛乳やヨーグルトを添えるとか、サラダにチーズを加える、牛乳でグラタンをつくるなど、ひと工夫してとるようにしてください。

発酵食品と香辛料のちから

「味噌、性和《やわらか》にして腸胃を補なふ」

和食で多く使われる調味料が、醤油と味噌です。塩分のとり過ぎという点からは使い方に注意が必要ですが、発酵食品としては非常に優秀です。

発酵食品は、酵母菌などの微生物の働きによって食材が発酵し、元々の食材にはない味わいや風味がプラスされたものです。この微生物のもつ酵素の働きが、体によい成分を増やしてくれるのです。また、発酵させることによって食品の保存性も高まります。

一般的に、食品が発酵すると抗酸化作用が強くなるため、動脈硬化や老化を防いでくれます。さらには腸内環境を整える働きがあり、腸内で善玉菌を増やして腸の動きを活発にするので、便秘を予防したり、免疫力を高めたりする効果もあります。

腸の調子を整えることは精神神経科の病気にもよいとされます。それは、人間の精神活動に大きな影響を及ぼすセロトニンという物質が腸でつくられているからです。セロトニンは脳に存在する神経伝達物質ですが、特にうつ病や神経症との関連が注目され、脳内のセロトニン代謝に影響する薬剤がうつ病の治療剤として広く使われています。実は、体内のセロトニンの九〇％が腸に、八％が血液内に、そして二％が脳内に存在しています。

こうしたことから、最近は「腸は第二の脳」などともいわれます。ストレスで腸が影響を受けて腸内細菌の内容が変化することは以前から知られていますが、逆に腸内細菌の変化が抑うつを引き起こす可能性もあります。発酵食品をとって腸の調子を整え、健康を守ることは、うつの予防につながるかもしれません。

『養生訓』にも、味噌が胃腸の働きを補うと書かれています。

味噌、性和《やわらか》にして腸胃を補なふ。（巻第三の42）

味噌や醤油のほかにも、日本に古くからある発酵食品として、納豆、漬物、みりん、塩辛、酢、鰹節、塩麹などが挙げられます。なかでも体によいとされるのが納豆です。ナットウキナーゼという、納豆にしか含まれない酵素には血栓を溶かす作用があり、心筋梗塞

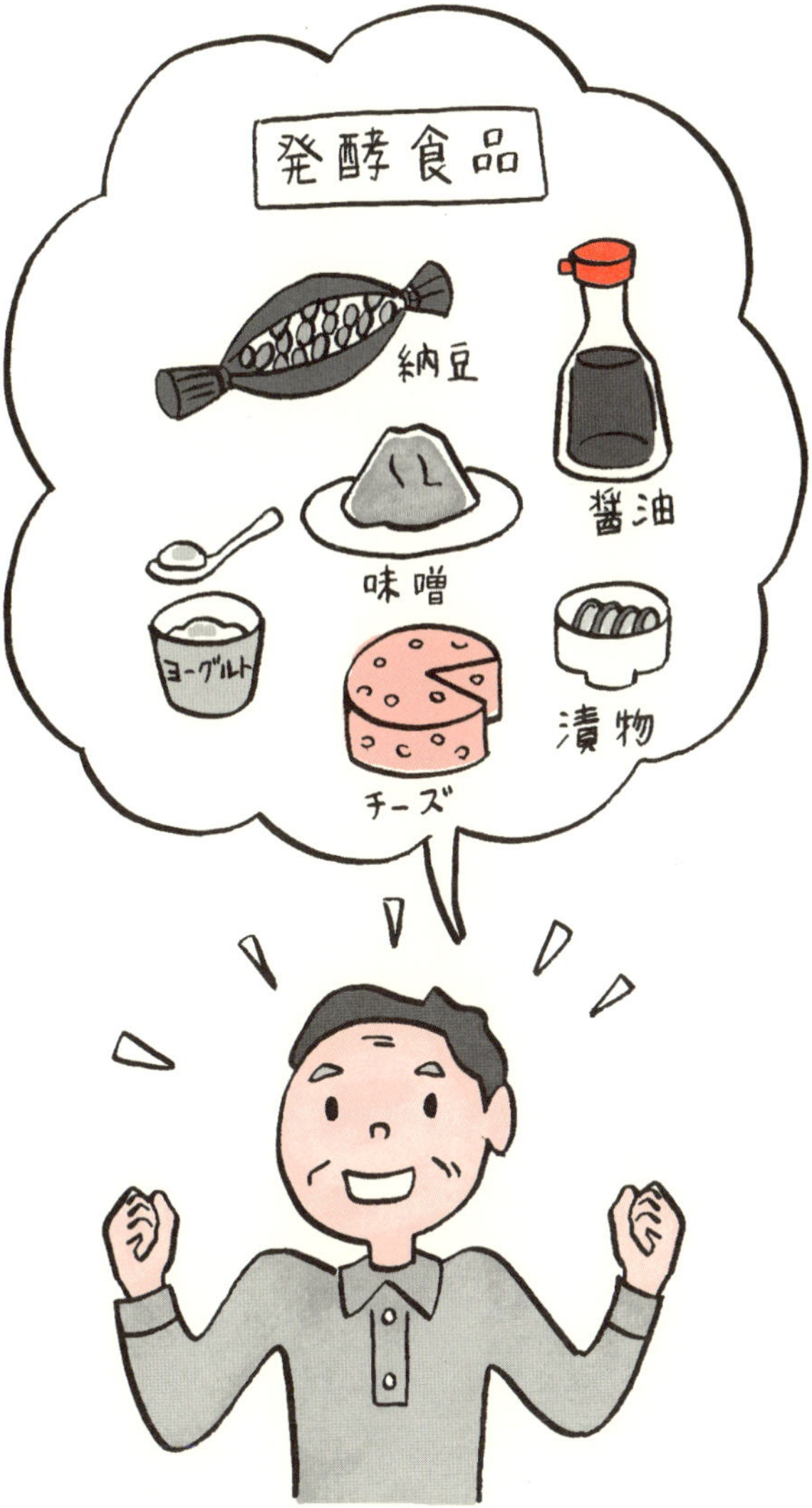
発酵食品
納豆
醤油
味噌
ヨーグルト
漬物
チーズ

や脳梗塞の予防になるとして非常に注目されています。また、高血圧の改善、胃潰瘍・胃炎の防止、さらにはがんの予防などにも効果があるとされています。

発酵食品は、チーズやヨーグルトなどの乳製品や、ワイン、ビールといったアルコール類、アンチョビやキムチといった、海外から入ってきた食品類にもたくさんありますので、日々の食生活の中に、うまくとり入れてほしいと思います。

発酵食品と同じように、食物の保存性を高めたり、殺菌したりする作用があるのが香辛料や香味野菜です。『養生訓』にはこう書かれています。

生薑《しょうが》、胡椒《こしょう》、山椒、蓼《たで》、紫蘇《しそ》、生蘿蔔《なまだいこん》、生葱《なまひともじ》など食の香気を助け、悪臭を去り、魚毒を去り、食気をめぐらすために、其食品に相宜しきから物を少《すこし》づゝ加へて毒を殺すべし。（巻第三の67）

生姜やコショウなどの香辛料は、食品の臭みを取り、香りをよくして食欲を引き出すので、それぞれの食材に合ったものをほどよく加えるのがよいといっています。香辛料によって食品の悪い成分（毒）が中和され、食欲が増進されるわけです。

たしかに、夏バテして食欲が落ちたときでも、ネギや大根、ミョウガや生姜を薬味にした麺類であれば食べられますし、トウガラシやサンショウを使ってピリ辛に味付けされた料理を出されれば、食欲が湧いてきたりもします。また、塩分の少ない減塩食でも、香辛料をうまく使えば味わいが増しておいしく食べられます。

ニラやネギ、ニンニク、玉ネギ、ラッキョウには、硫化リアルという香味成分が多く含まれています。これらの野菜を「五辛」といって、昔からその辛味や臭気の成分が体によいことが知られていました。また、硫化リアルには、夏に不足しがちなビタミンB_1の吸収を高め、疲労を回復させる効果もあります。

トウガラシの辛味成分であるカプサイシンをとると、エネルギーの代謝が活発になるため、体脂肪が分解され、肥満を予防するといわれています。同時に血行がよくなって体温も上がるので、肩こりや冷え性にも効果があります。

辛いものは刺激物だから胃腸によくないと思っている人も多いようですが、香辛料には胃腸を刺激して食欲を増進させる作用はありますが、胃腸の粘膜を傷つけてがんなどの原因になったりすることはありません。香辛料には発汗作用や血管拡張作用を持つものが多く、消化酵素の機能を高めたり、活性化したりする働きもあります。

大豆の抗酸化作用がすごい

「豆腐《とうふ》を食すれば脾胃《ひい》調《ととのい》やすし」

なぜ老化が起きるのかというと、体内でつくられる活性酸素が原因です。酸素には強い酸化作用があり、金属が錆びたり、皮をむいたリンゴが茶色くなったりするのは空気中の酸素の作用によるものですが、人間も同じように酸素の酸化作用によって老化や病気が引き起こされます。

いうまでもなく酸素は人間が生きるために不可欠なもので、呼吸によって体内に取り込まれていますが、その二%がエネルギー発生時に活性化して活性酸素になります。これは空気中の酸素よりも格段に酸化作用が強く、細胞や細胞内のＤＮＡに障害を与えます。細胞への障害は老化を促進させますが、ほかにも動脈硬化を促進させたり、ＤＮＡに損傷を与えてがんを発生させたりします。しかし酸素を必要とする以上、活性酸素による影響を避けることはできません。そこで、活性酸素ができるだけ体内にたまらないようにする必要があります。

活性酸素は、ストレスや喫煙、栄養の偏りなどによって増加します。自分でも気づかないうちに増えていく活性酸素に対抗するためには、抗酸化作用のある物質を外から取り入れなくてはなりません。

活性酸素を取り除く抗酸化物質には、ビタミンA、ビタミンC、ビタミンEなどの抗酸化ビタミン、亜鉛やセレンのような抗酸化作用を持つミネラル類、ポリフェノールやカテキンのようなフィトケミカルと呼ばれる植物由来の物質があります。

フィトケミカルは植物の香りや色の成分で、一般的にいって香りの強い、あるいは色の濃い野菜や果物に多く含まれています。トマトやスイカに含まれるリコピン、ホウレンソウに含まれるルテイン、ブドウなどに含まれるアントシアニン、大豆に含まれるイソフラボン、トウガラシに含まれるカプサイシンなどがそうです。

なかでも大豆に含まれるイソフラボンは抗酸化作用が強いので、大豆食品を上手に取り入れることが健康維持には効果的です。

イソフラボンの効能はそれだけではありません。骨密度とも密接な関係にあり、たくさんとることで骨粗鬆症や骨折などのリスクが少なくなるともいわれています。また、血液中の脂質の酸化も防いでくれます。血液中のコレステロールや中性脂肪などの脂質が活性酸素と結びついて酸化すると、過酸化脂質と呼ばれる状態になって動脈硬化を進行させたり、血栓をつくって血管を詰まらせたりしますが、その予防にイソフラボンが大きな役割を果たしてくれるのです。こうしてみると、生活習慣病の予防に大豆食品はうってつけだとわかります。

さらに、イソフラボンは女性ホルモンであるエストロゲンによく似ているため、女性、とくに女性ホルモンが減少する閉経前後の女性に健康効果があります。日本や中国の女性は更年期障害が欧米に比べて比較的軽いといわれていますが、これは大豆食品を多くとるからだと考えられています。

日本には味噌、醤油、きな粉、豆腐、納豆などの大豆食品が多くあり、なかでも豆腐は消化吸収がよく、胃腸にも優しい滋養豊かな食品として、昔からあらゆる年代の人たちに食されてきました。『養生訓』では、豆腐のことをこういっています。

人、他郷にゆきて、水土かはりて水土に服せず、わづらふ事あり。

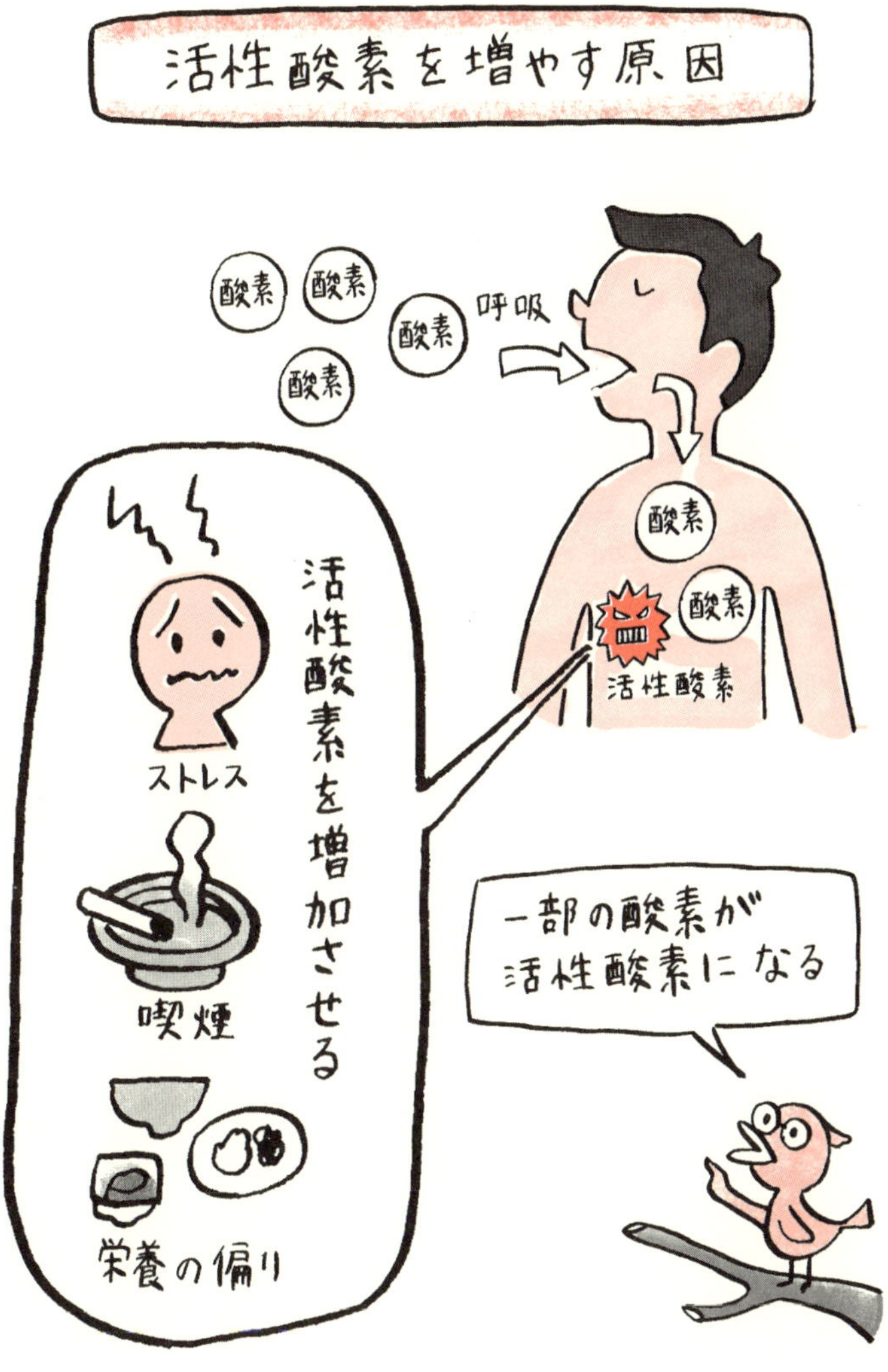
活性酸素を増やす原因
酸素
酸素
酸素
酸素
呼吸
酸素
酸素
活性酸素
活性酸素を増加させる
ストレス
喫煙
栄養の偏り
一部の酸素が
活性酸素になる

先《ま》ず豆腐《とうふ》を食すれば脾《ひ》胃《い》調《ととの》いやすし。

（巻第三の64）

よその土地に行くと、水や土になじめずに病いにかかることがあるが、そういうときは豆腐を食べると胃腸の調子がよくなり、病気も治りやすいというのです。

豆腐は認知症の予防に有効だという研究結果もあります。しかし、残念なことに現代人の豆腐の摂取量は、そう多くありません。私たちの調査では、一日当たり、男性が約七〇グラム、女性が約六〇グラムです。とくに最近、若い女性の摂取量が減っています。できれば、一日一〇〇グラム以上はとるようにしたいものです。

ところで、『養生訓』では豆腐について、「豆腐には毒あり。気をふさぐ」とも書かれています。豆腐に「毒あり」とは理解しがたいのですが、江戸時代には冷蔵庫などありませんから、傷んだ豆腐でお腹をこわすことも多かったのでしょう。そこで、「新しきを煮て、大根おろしと一緒に食べれば害はない」としています。

実は、『養生訓』には現代の感覚では理解しづらい記述もたまに見られます。たとえば、畑の野菜は汚いので丹念に洗い、気をつけて食べなくてはいけないとあります。当時は野菜をつくるときの肥料に人糞を使っていたので、こういう記述になったのです。

魚を食べるとうつになりにくい

「生魚、味をよく調《ととの》へて食すれば」

豆腐と同じように、今日では体によいといわれる魚についても、『養生訓』ではあまり芳しい記述はありません。たとえば、

山中の人は、肉食ともしくて病すくなく命長し。海辺、魚肉多き里にすむ人は、病多くして命短しと千金方にいへり。（巻第三の65）

これは『千金方』という中国の医書にこう書かれていると引用しているのですが、山に住む人は肉を食べることが少ないので病気にかかりにくく長命だが、海辺の魚のとれる所に住む人は、魚肉を食べるので病気になりやすく短命だ、ということです。また、こんな

忠告もしています。

甚《はなはだ》腥《なまぐさ》く脂《あぶら》多き魚食ふべからず。魚のわたは油多し。（巻第三の38）

ひどく生臭く脂肪の多い魚は食べてはいけない。魚の内臓は脂が多いからやはり食べてはいけない。一方で、こうもいっています。

生魚、味をよく調《ととの》へて食すれば、生気ある故、早く消化しやすくしてつかえ《へ》ず。（巻第三の37）

生魚あざらけきに塩を淡《うす》くつけ、日にほし、一両日過《すぎ》て少《すこし》あぶり、うすく切て酒にひたし食ふ。脾《ひ》に妨《さまたげ》なし。（巻第三の41）

生魚は味をよくつけて食べると、生気があるので早く消化してよい。生魚の新鮮なものに塩を薄くふり、天日に干して一両日経ったものを少しあぶり、薄く切って酒に浸して食べる。これは体に悪くない、と。

結局、保存上の問題から、傷みやすいものや脂っこいものを避け、淡白なものを食べるようにすすめているのです。

今日では、魚は体によいことがわかっています。日本人が長寿なのは魚を多く食べているからだとも考えられており、魚の健康効果は世界中から注目されています。

魚の何がよいのかというと、益軒が食べるなといった脂肪分です。魚の脂肪には、ＤＨＡ（ドコサヘキサエン酸）、ＥＰＡ（エイコサペンタエン酸）という不飽和脂肪酸の一種が多く含まれています。不飽和脂肪酸は、血中のコレステロールや中性脂肪を減少させ、血液の流れをスムーズにし、動脈硬化や高脂血症の予防に効果があるとされています。

不飽和脂肪酸は、肉類にはほとんど含まれていません。卵や鶏肉には含まれていますが、魚に比べるとかなり少なめです。したがって魚をあまり食べない国々では、不飽和脂肪酸をとる機会が少ないわけですが、日本人はもともと魚好きで、世界でも常に一位、二位の消費量を誇ります。最近になってＤＨＡ、ＥＰＡの効果が広く宣伝されるようになり、意識して魚を食べる人も増えているようです。

魚のなかでも、とりわけＤＨＡ、ＥＰＡが多く含まれているのは、サンマ、イワシ、サバ、アジなどの背の青い魚、いわゆる「青魚」です。これらを積極的に食べることで、脳梗塞や心筋梗塞など動脈硬化による疾病を予防できます。さらにEPAには抗炎症作用があるので、アトピー、花粉症、喘息といったアレルギー症状を防ぎ、抗腫瘍作用によってがんの転移を防いだりする働きもあるといわれています。

そのうえ、魚には、「うつになりにくい」という効果もあります。近年、うつ状態になる人が増えて社会問題にもなっていますが、高齢社会の大きな問題の一つが老人性うつ病です。高齢者の場合、定年退職や子どもの独立、伴侶の死などといった環境変化によって、生きる張り合いや将来の展望をなくし、うつになってしまうケースが多いのです。

また、老化によって記憶力や集中力が衰え、物事に興味が湧かない、疲れやすい、眠れないといったことから生活全般への意欲が低下し、それが運動不足や食欲不振につながって、うつ病を発症したりもします。そうなると精神面だけでなく、肉体面でも健康に大きなマイナスとなります。こうしたうつを防止してくれるのが、魚の栄養なのです。私たちの調査でわかったことですが、魚の消費量とうつの予防には、興味深い関係があります。心理テストで「抑うつがない」と判断された人を二年後に再調査し、変化の様子を見る際に、魚の脂肪摂取量も聴き取って、うつとの関連性を調べてみました。

すると、魚の脂肪摂取量が一日平均二・六グラム多くなるごとに、二年後にうつになる

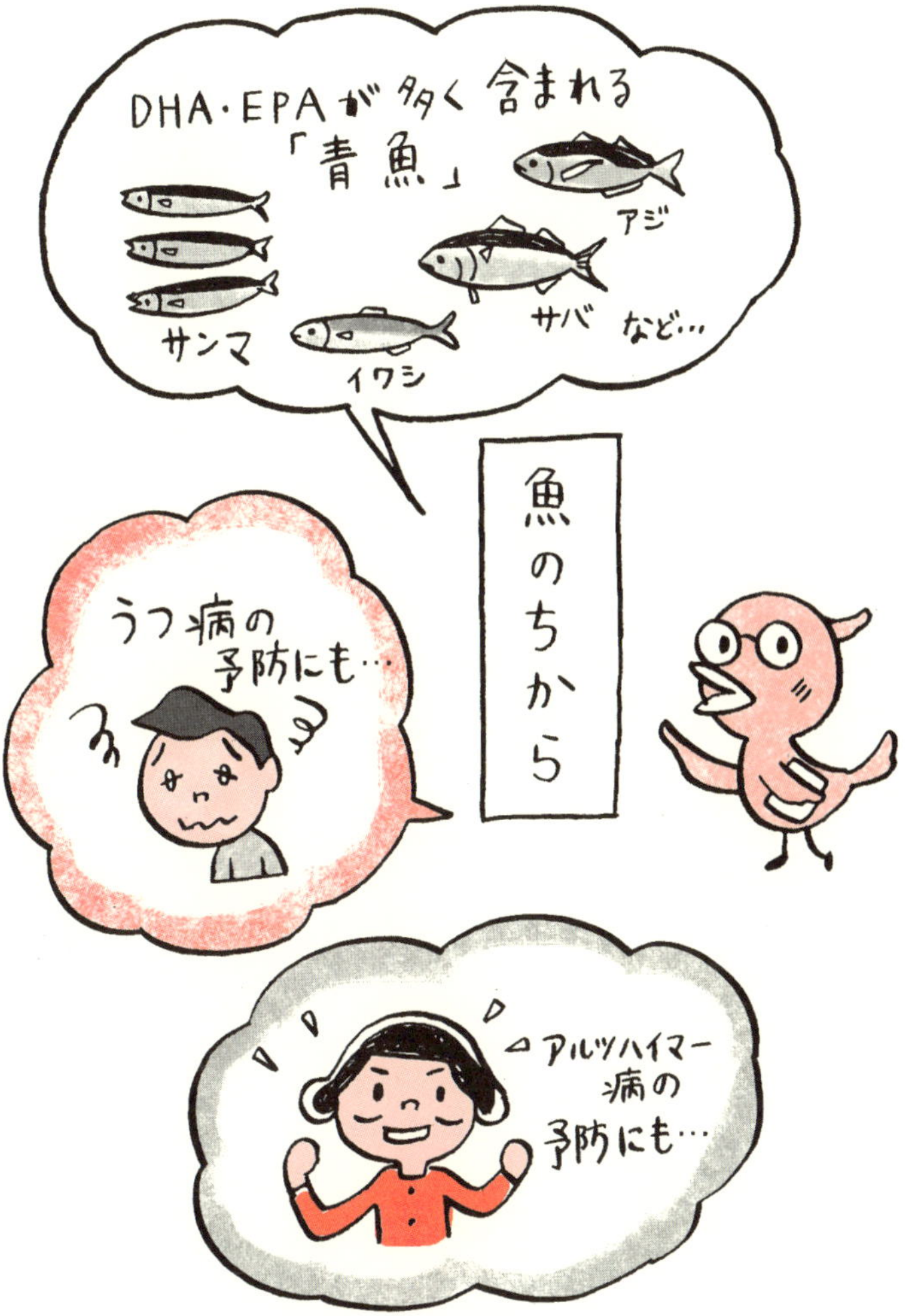
DHA・EPAが多く含まれる
「青魚」
アジ
サバ
サンマ
イワシ
など…
魚のちから
うつ病の
予防にも…
アルツハイマー
病の
予防にも…

危険度が三分の一に減少することがわかったのです。また、魚の脂肪を一日平均四・八グラム以上とっていた人は、それ以下の人に比べてうつの程度が低いこともわかりました。脂肪四・八グラムとは、サバの切り身なら約三〇グラム、アジなら約七〇グラムに相当します。最近食が細くなっていると感じる人でも、一日にこれくらいの量なら十分食べられるでしょう。

最近、京都大学ｉｐｓ研究所の井上治久准教授らの研究チームが、アルツハイマー病の予防にＤＨＡが有効な可能性があるとの研究成果を発表しましたが、私たちの研究でもＤＨＡ、ＥＰＡの摂取が認知症の予防に役立つ可能性が示されています。第一次調査から第五次調査までの八年間の追跡データから、ＤＨＡ、ＥＰＡの血中濃度と認知機能との関連を解析した結果、ＤＨＡ、ＥＰＡの血中濃度が高い人ほど認知症になるリスクが低くなることが明らかになったのです。

魚を食べることには、健康面でさまざまなよい効果があります。しかも、イワシやサバ、アジといった青魚は、大衆魚でスーパーでも手軽に買えます。ぜひ毎日の食事に魚を取り入れてください。

年をとったら肉を食べよう

「老人にはつねに味美《あじよ》く、性よき食物を少づゝ用て補養すべし」

これまでの話とは矛盾するように聞こえるかもしれませんが、私は、「年をとったら肉を食べよう」といっています。「えーっ？　肉は脂肪やコレステロールがたまるから、あまり食べてはいけないのでは…？」と思っている方が多いのではないでしょうか。『養生訓』にもこう書かれています。

諸獣の肉は、日本の人、腸胃薄弱なる故に宜しからず、多く食ふべからず。（巻第三の40）

日本人は胃腸が弱いのだから、肉を多く食べるのは体によくない、というのです。

たしかに、肉には脂肪やコレステロールが多く、これらをとりすぎると高血圧、動脈硬化が進み、狭心症や心筋梗塞、脳梗塞といった病気にかかりやすくなります。また、肥満が進んで糖尿病の原因にもなります。ただし、こうしたリスクが高いのは主に中年期で、高齢になると肥満によって健康を害したり、死亡したりするリスクは、中年期よりも小さくなるのです。それよりも高齢者の場合、とくに七五歳以降の後期高齢者になると、やせすぎや栄養不足のほうが問題になります。

欧米で、老人施設に入所している高齢者に調査を行ったところ、高度な栄養不足が一八%、中等度および軽度の栄養不足が二八%にも及んでいることがわかりました。私たちが二〇一二年に発表した調査でも、施設に入所している四〇〇人の高齢者のうち、四九%がビタミンDの血中濃度が低く、栄養不足の状態になっていました。高齢者の栄養不足は、体の予備力の低下や免疫機能の低下を招くほか、貧血、骨粗鬆症や骨折、さらには認知症などにつながります。年をとるとやせてくるといいますが、やせてきたなと思ったら、まずは栄養不足を疑ってみなければなりません。

そこで、栄養不足を避けるためにぜひとも高齢者にとってほしいのが肉です。肉の脂肪やコレステロールが高齢者の栄養不足を解消するために必要なのです。

高齢者には、「低コレステロール血症」という症状が出ることがあります。コレステロ

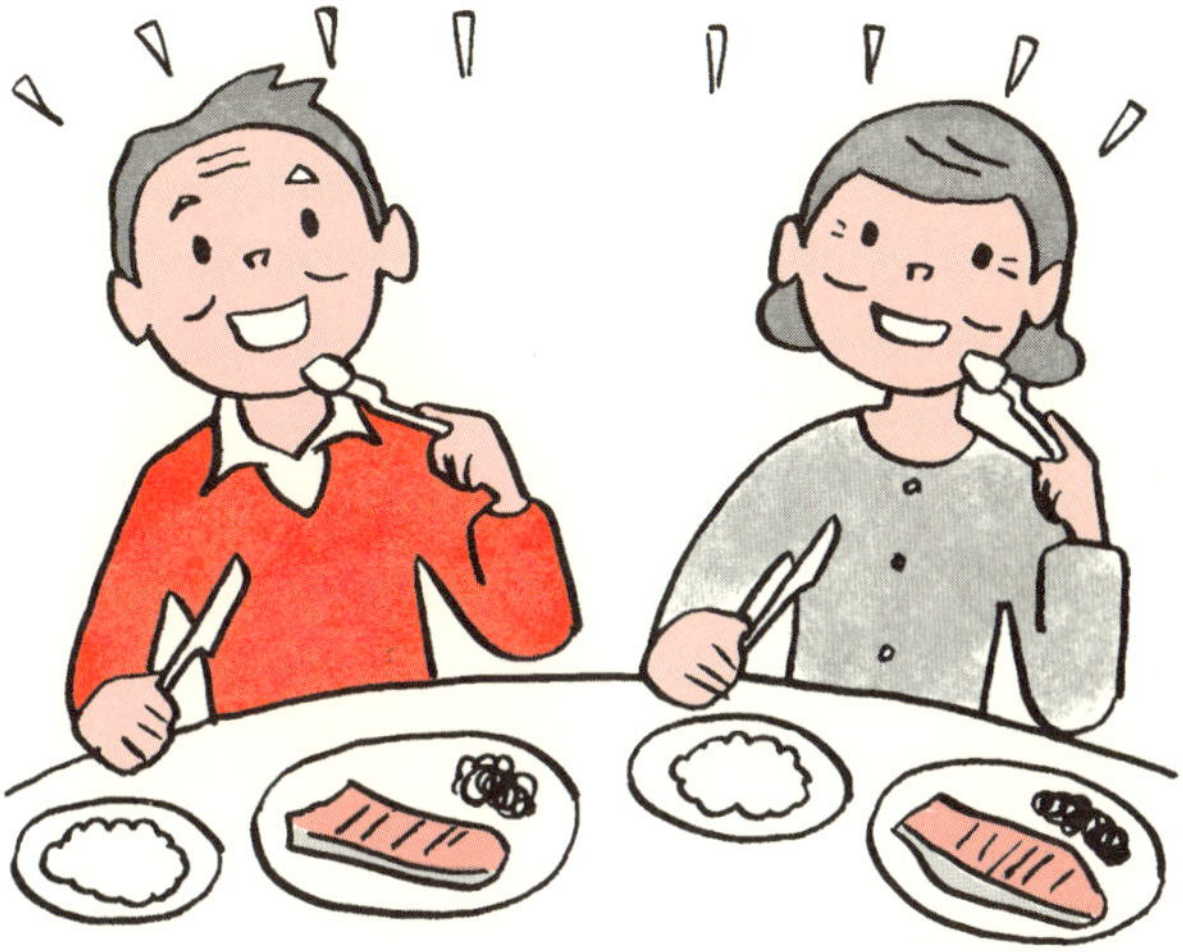

ールは細胞膜を構成する成分の一つであって、胆汁酸や男性・女性ホルモン、副腎皮質ホルモン、ビタミンDなどの原料にもなります。したがってこれが少なすぎると、これらの物質を十分につくれなくなり、さまざまな身体機能の低下を招いてしまいます。また、血中のコレステロールが少なくなると血管壁の保護が十分にできなくなり、脳出血などのリスクが大きくなります。さらに、肝機能や甲状腺の異常を引き起こすこともあります。

コレステロールの摂取を避けようとすると、脂肪分全体の摂取量が減ってしまいます。それでなくても、高齢になると脂肪分の摂取が減りがちです。消化吸収に関連する機能が少しずつ低下してくるからです。唾液が出にくなって咀嚼がうまくできなくなったり、食物を飲み込みにくくなったりして嚥下障害も起こります。胃液などの消化液の分泌も悪くなります。そのため高齢者は、ついつい脂っこいものを避けてあっさりしたものを食べたり、かたいものを避けてやわらかいものを好むようになったりしますが、これはいけません。あっさりしたものだけでは脂肪分が不足しますし、脂肪に溶けるビタミンAやビタミンB群も吸収できなくなります。また、やわらかいものは糖質が主体のものが多いため、たんぱく質やカルシウムが不足します。

肉には脂肪だけでなく、良質なたんぱく質が豊富に含まれています。たんぱく質は食品の種類によってその内容が異なるので、体によいからと魚や大豆だけ食べていても、必要なたんぱく質をバランスよくとることはできません。

たんぱく質が不足すると、免疫力が落ちて感染症にかかりやすくなります。年をとると回復力も低下するため、ただの風邪が肺炎などに進んでしまうこともあります。高齢者ほど肉を食べて、良質なたんぱく質や脂肪をとるべきなのです。目安としては、薄切り肉二枚（五〇g）、魚一切れ（八〇g）、牛乳一本（二〇〇ml）、卵一個（五〇g）の動物性の食品を、毎日とるようにしてみてください。高齢者がかかる病気の多くは、栄養と深くかかわっており、高齢者ほど「食べること」を意識する必要があります。

第4章

未病を治す知恵と現代医学

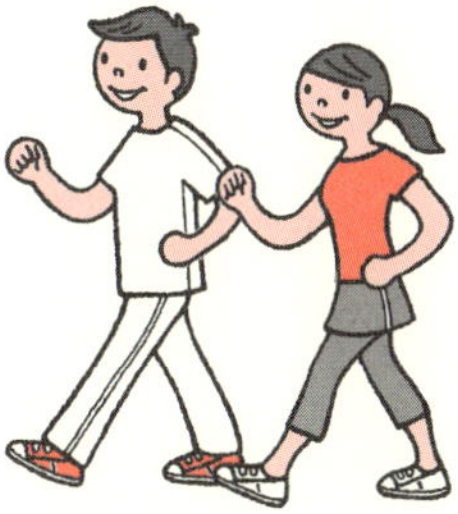

未病のうちに病気を治す

「聖人《せいじん》は未病《みびょう》を治す」

「未病」という言葉がよく使われるようになりました。しかし、その意味を正しく理解している人は少ないようです。専門家の間でも定義が異なっていたりするので、一般の人が未病について正しく理解するのは、なかなかむずかしいのかもしれません。

江戸時代にも未病という言葉は知られており、『養生訓』には次のような記述があります。

聖人《せいじん》は未病《みびょう》を治すとは、病いまだおこらざる時、かねてつゝしめば病なく……（巻第一の36）

病気にかかる前からきちんと予防していれば病気にはならないということですが、「聖人は未病を治す」というのは、中国最古の医学書とされる『黄帝内経《こうていないきょう》』から引用したものです。益軒は未病について、「まだ病気とはいえないが、病気に向かっている状態のこと」と考えていたようです。

ひるがえって現代医学では、未病をどのようにとらえているのでしょうか。先述したように定説はありませんが、私が評議員になっている日本未病システム学会では、「自覚症状はないが検査では異常のある状態」、または、「自覚症状はあるが検査では異常のない状態」を未病と定義しています。

現在は検査技術が発達しているので、自覚症状がまったくなくても、健康診断の検査数値から病気に気づくことも少なくありません。たとえば高血圧症。血圧は極端に高くなると、頭痛がしたり、鼻血が出て止まらなくなったりしますが、初期の段階ではほとんど自覚症状がありません。血糖値も急激に上昇すれば昏睡状態になったりしますが、知らない間に徐々に上がって、気づいたときには糖尿病がかなり進んでいたということが往々にしてあります。脂質異常症なども同じで、ひどくなると目のふちに黄色い斑点が出たり、アキレス腱が太くなったりしますが、初期にはほとんど症状がありません。

こうした病気は、症状がなくとも検査で異常が見つかったら、病状が進行する前に適切な治療をして、早く健康な状態に戻すようにしましょう。

一方、体がだるいとか、頭が痛い、節々が痛む、といった自覚症状があるのに、検査をしても異常が見つからないということもあります。こういう場合、ほとんどの人は、「いつものことだから」「ちょっと疲れているからかな」と放置しがちなのですが、実は怖い病気が隠れていることがあります。肝臓病にしても腎臓病にしても、あるいは糖尿病にしても、初期のうちは体のだるさを感じるだけです。貧血の症状が出て、「なんとなくいつもと違うような気がする」と病院に行って精密検査をしたら、がんが見つかったという例もあります。

なんとなくだるい、なんとなく体調がすぐれないというのは、その状態を人にうまく説明しづらいものですが、怖い病気が隠れているかもしれないので、きちんと調べることが大切です。

自覚症状があって検査でも異常な結果が出れば、はっきり病気だと本人もわかって治療に踏み切れますが、こうした未病の段階では、「まだ病気じゃないから大丈夫」と軽く考えてしまうケースが多くあります。しかし、未病のうちに治療をする、あるいは未病になる前にしっかり予防するようにすれば、あとあと大事に至ることは避けられるのです。

『養生訓』では、先の文言に続けてこういっています。

病なき時、かねて養生よくすれば病おこらずして、目に見えぬ大なるさいはい《ひ》となる。

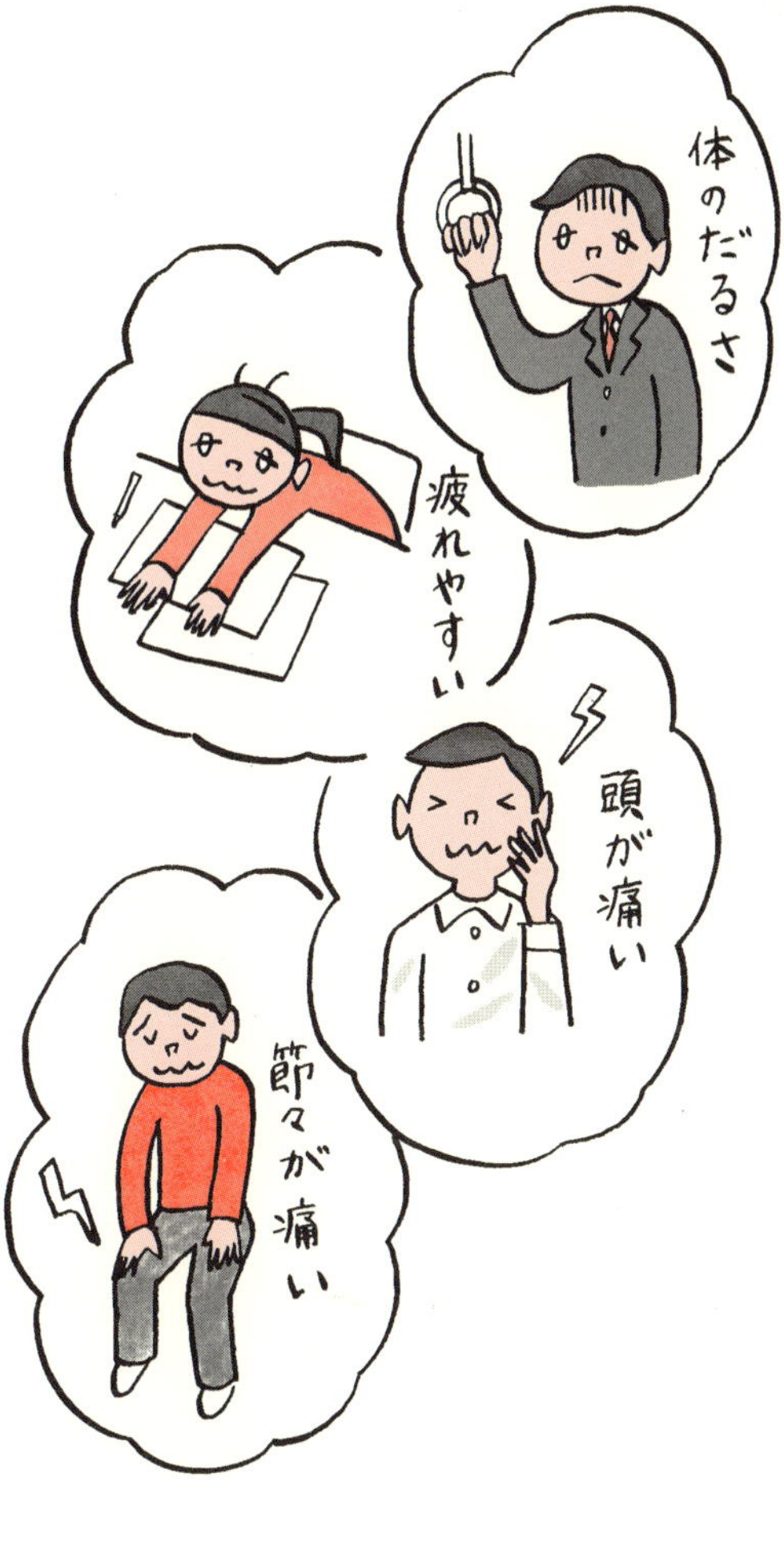

（中略）心の内、わづかに一念の上に力を用《もちい》て、病のいまだおこらざる時、かちやすき慾にかてば病おこらず。（巻第一の36）

病気ではないときから養生を心がけていれば病気にはならない。さらに、病魔よりも御しやすい欲望を抑え、自制していれば病気にならないと、予防の大切さを解いています。ところで、何らかの症状はあるのに検査しても理由がわからないという場合、いちばん多いのは心因性のものです。子どもが学校に行く前にお腹が痛くなったり、大人でも会社に行こうとすると頭痛がするといった症状が表れます。

心の不調が体の不調を引き起こすことを、医学的には「心因性」の疾患といいます。その診断や治療は心療内科が専門ですが、心療内科のある病院はまだまだ少ないのが現状です。まずは一般の内科に行き、症状に応じた検査を受けてください。内臓などの病気がないこと、病気の症状が心の状態と関連していることなどが確認できたら、そこで心療内科を紹介してもらうのがよいでしょう。あるいは、一般の内科医も心因性の疾患を数多く診ていることが多いので、その内科で精神安定剤などの投与を受けて治療をしてもらうこともできます。心因性疾患の治療においては、医師との信頼関係がとくに重要ですから、この先生なら信頼できると思える医師に続けて診てもらうようにしてください。

ただし、これは益軒がいうところの「気」の問題であり、気を強くすればそうした症状を予防したり、あるいは治したりすることは可能です。気は、人間に備わっている自然治癒力や免疫力といったものをうまく引き出し、その力を高めてもくれます。

結局のところ、養生の目的は免疫力や自然治癒力を高めることにあります。それらを低下させる最大の要因はストレスですから、日常生活でストレスをため過ぎないように気をつけなくてはなりません。効果的な対処法は笑うことです。笑うとがん細胞やウイルス感染細胞などを撃退するナチュラルキラー細胞が増えますし、笑いによる脳への刺激が神経ペプチドという免疫機能活性化ホルモンの分泌を促し、免疫力を高めます。

栄養素の面ではさまざまなビタミンやミネラルが免疫力を高めるのに必要ですが、とくに大事にしたいのが亜鉛です。亜鉛は必須ミネラルで、傷を治したり、風邪のひきはじめに飲むと悪化させない、さらには男性ホルモンの代謝を活発にするといった作用がありますので、未病を防ぐ効果も期待できます。牡蠣をはじめとする魚介類や豚・鶏のレバー、豆腐や納豆などの大豆食品に多く含まれていますので、意識してとるようにしてください。

健康長寿に欠かせない歯と口腔のケア

「牙歯はしばしばたゝくべし。歯をかたくし、虫はまず」

「八〇二〇運動」というのをご存じでしょうか。八〇歳で二〇本の歯を維持できるようにと、日本歯科医師会などが推進している歯の健康の啓蒙運動です。たしかに歯が二〇本あれば、きちんとものを噛めて、おいしく食事ができます。しかし、私たちの調査では、歯の平均保有数は四〇代で二七・五本、六〇代では二二・四本、八〇代になると一一・三本となっています。「八〇歳で二〇本」にはほど遠く、年をとってからも健康な歯を維持していくのはむずかしいといわざるをえません。

若いうちは虫歯が痛んだり、歯みがき中に出血でもしないかぎり、歯のケアを意識することが少ないのではないでしょうか。しかし、歯の健康は体全体の健康ととても深いつながりがあるのです。

歯が痛むと、ものを十分に噛めず、食事をするのが困難になります。歯が抜けて少なくなれば、噛む力が弱くなってやわらかいものしか食べられなくなります。その結果、糖質の摂取量が増える一方で、たんぱく質やカルシウム、食物繊維が不足して、体の栄養バランスが崩れてしまいます。また、ものを噛まないと脳への刺激が少なくなり、脳の働きに障害が起きるおそれもあります。つまり歯が健康でなければ、体の健康にもさまざまな悪影響が出てくるのです。

『養生訓』にも、歯を健康に保つための方法が、いくつか記載されています。

温湯《おんとう》にて口をすゝぎ、昨日よりの牙歯《がし》の滞《とどこおり》を吐《はき》すて、ほしてかは《わ》ける塩を用ひて、上下の牙歯《がし》と、はぐきをすりみがき、温湯をふくみ、口中をすゝぐ事二三十度、（中略）毎朝かくのごとくにして、おこたりなければ、久しくして牙歯《がし》うごかず。老《おい》てもおちず。虫くはず。（巻第五の25）

毎朝、ぬるま湯で口をすすいで、塩で上下の歯と歯茎を磨く……というように、朝起きてからの歯みがきの仕方を事細かく説明しています。さらに朝だけでなく、食後に湯茶や、茶に塩を入れたものでうがいをする口腔ケアや、歯をたたいて丈夫にするといった記述もあります。

食後に、湯茶を以口《もって》を数度すゝぐべし。口中清く牙歯《がし》にはさまれる物脱《だつ》し去る。牙杖《げじょう》にてさす事を用ひず。夜は温なる塩茶を以口《もって》をすゝぐべし。牙歯《がし》堅固になる。（巻第三の63）

牙歯はしば〳〵たゝくべし。歯をかたくし、虫はまず。（巻第五の14）

この時代には、現在のような歯ブラシや歯磨き粉はなく、塩が口腔を清潔に保つための必需品だったのでしょうが、今日では口腔ケア製品がいろいろあります。たとえば、歯周病の原因となるプラーク（歯垢）は普通の歯ブラシでは取りきれませんが、歯間ブラシやデンタルフロスなどを併用すると取れて、歯周病の予防になります。

歯周病は、歯槽膿漏や歯肉炎など歯茎の炎症の総称ですが、日本では三〇歳以上の人の八割以上がこれにかかっているといわれています。にもかかわらず、虫歯のように痛むことがないので、単なる歯茎の病気と軽く考えられがちですが、それは大きな誤りです。歯

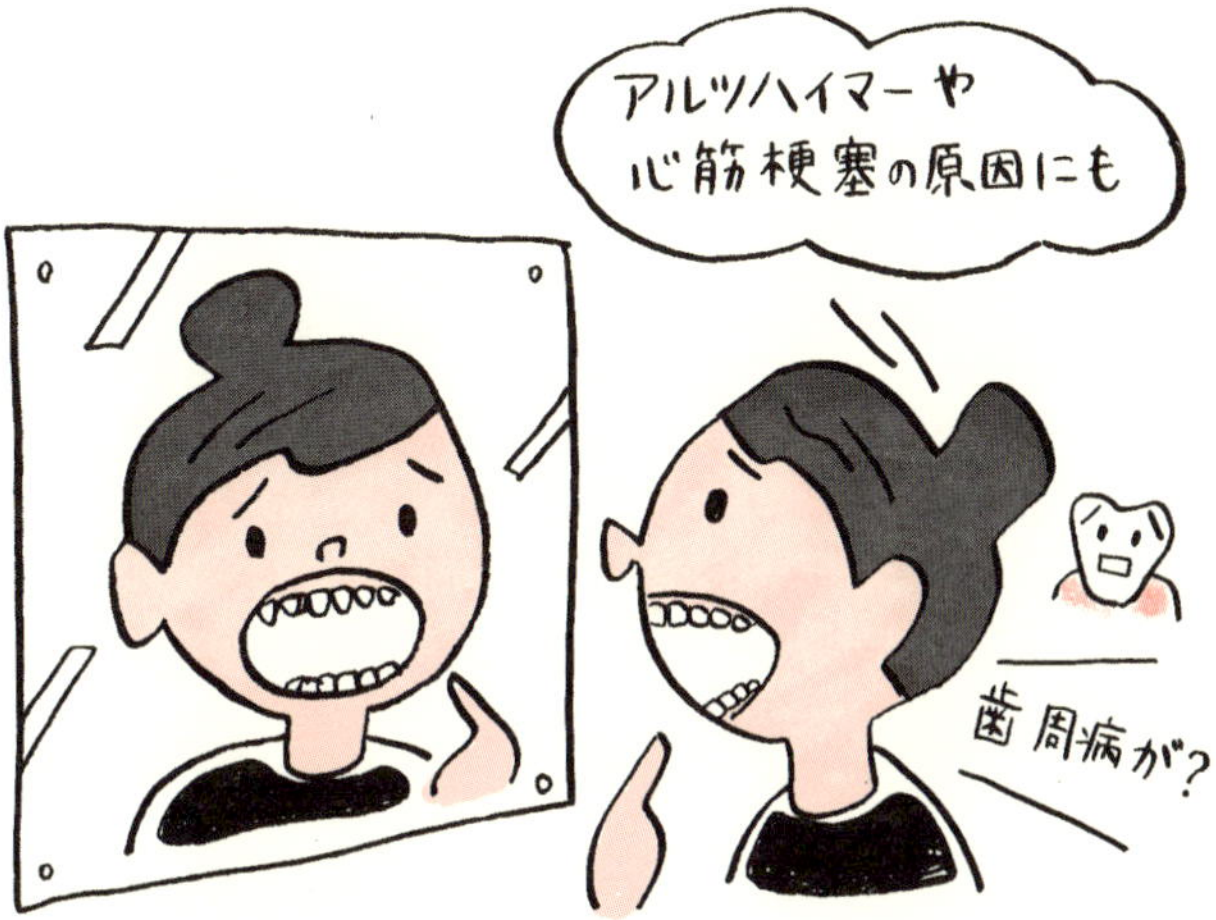
アルツハイマーや
心筋梗塞の原因にも
歯周病が？

周病がアルツハイマーや認知症、心筋梗塞などの要因になることが、近年になって解明されてきたからです。

アルツハイマーは生活習慣などいくつもの要素が絡み合って発症しますが、炎症が加わると脳細胞を破壊して発症のリスクが大きくなります。また、歯周病による慢性の感染によって生み出される炎症関連物質が動脈壁を傷つけ、動脈硬化を促進させるともいわれていますし、ネズミによる実験では歯周病菌が血管内に血栓をつくることも明らかになっています。さらに高齢者の場合、口腔内の細菌が誤嚥によって気道に入り、肺炎にかかるおそれもあります。

歯周病は口腔の不衛生が大きな要因です

が、ほかにもストレスやホルモンバランスの崩れ、喫煙も原因となります。とくに喫煙者の場合、ほぼ全員が歯周病になるといっても過言ではないでしょう。喫煙の害についてはあらためて述べますが、歯の健康のためにも禁煙について一考してください。

『養生訓』にもあるように、朝と晩きちんと口腔ケアを行い、そのうえで定期的に歯科医院に行って歯垢を除去してもらうなど、歯の健康維持を心がけましょう。

口腔全体のケアという意味では、歯科とともに口腔外科のことを知っておくことも大事です。

歯科では虫歯や歯周病などの歯の治療を行いますが、口唇、頬粘膜、舌、唾液腺、顎関節、口蓋など、歯以外の口腔の疾患や外傷の治療を行うのが口腔外科です。口腔の外傷、腫瘍、顎関節症などが主な対象疾患です。こうした疾患の治療のためには口腔外科にかからなければなりません。

欧米では口腔外科医になるためには医師と歯科医の両方の資格を持つことが必要ですが、日本では医師か歯科医のどちらかの資格があれば口腔外科医になることができます。

四〇歳過ぎたら目のケアを

「目に精神ある人は寿《いのちなが》し」

「目は口ほどにものをいう」「目は心の窓」など、目にまつわることわざや言い伝えは多くありますが、目はものを見るという役割だけでなく、その人の心や体の状態を映し出すものでもあります。『養生訓』でも、目についてこう書かれています。

目に精神ある人は寿《いのちなが》し。精神なき人は夭《いのちみじか》し。病人をみるにも此術を用ゆべし。（巻第二の23）

目に生気のある人は長生きだが、生気のない人は短命である、だから、病人を診察するときにも目を見るべきだ、ということです。そして益軒は、歯と同じように目についても、「毎日目を洗うべし」とか、「時々両の手を合せ、すりてあたゝめ、両眼をあたゝめのすべし」（巻第五の14）とケアを奨励しています。それを実践している自分は、「今八十三歳にいたりて、猶夜《なお》、細字をかきよみ、牙歯固《がしかた》くして一もおちず。目と歯に病なし」といっているのです。この時代に八三歳になっても元気なことに驚かされますが、それには目と歯の健康が大きくかかわっているようです。

歯と同じように目も、普段の生活であまり意識しないかもしれませんが、目は加齢とともに老化が進んでいくので、ある年代になったらきちんとケアしなければいけません。

目の中にある水晶体はレンズの役割を果たしていますが、加齢とともにたんぱく質が失われて濁ってきます。水晶体が厚さを変えることで焦点を合わせてものが見えるわけですが、年をとるとこれを調整する毛様体筋も衰えて、近くのものに焦点を合わせることができなくなるのです。これがいわゆる老眼で、個人差はありますが、四〇歳を過ぎた頃から「近くが見えにくくなってきた」と感じる人が多いようです。

近視でも老眼でもそうですが、見えにくいと思ったらきちんと矯正することが大事です。『養生訓』でもこういっています。

四十歳以後は、早くめがねをかけて、眼力を養ふべし。（巻第五の24）

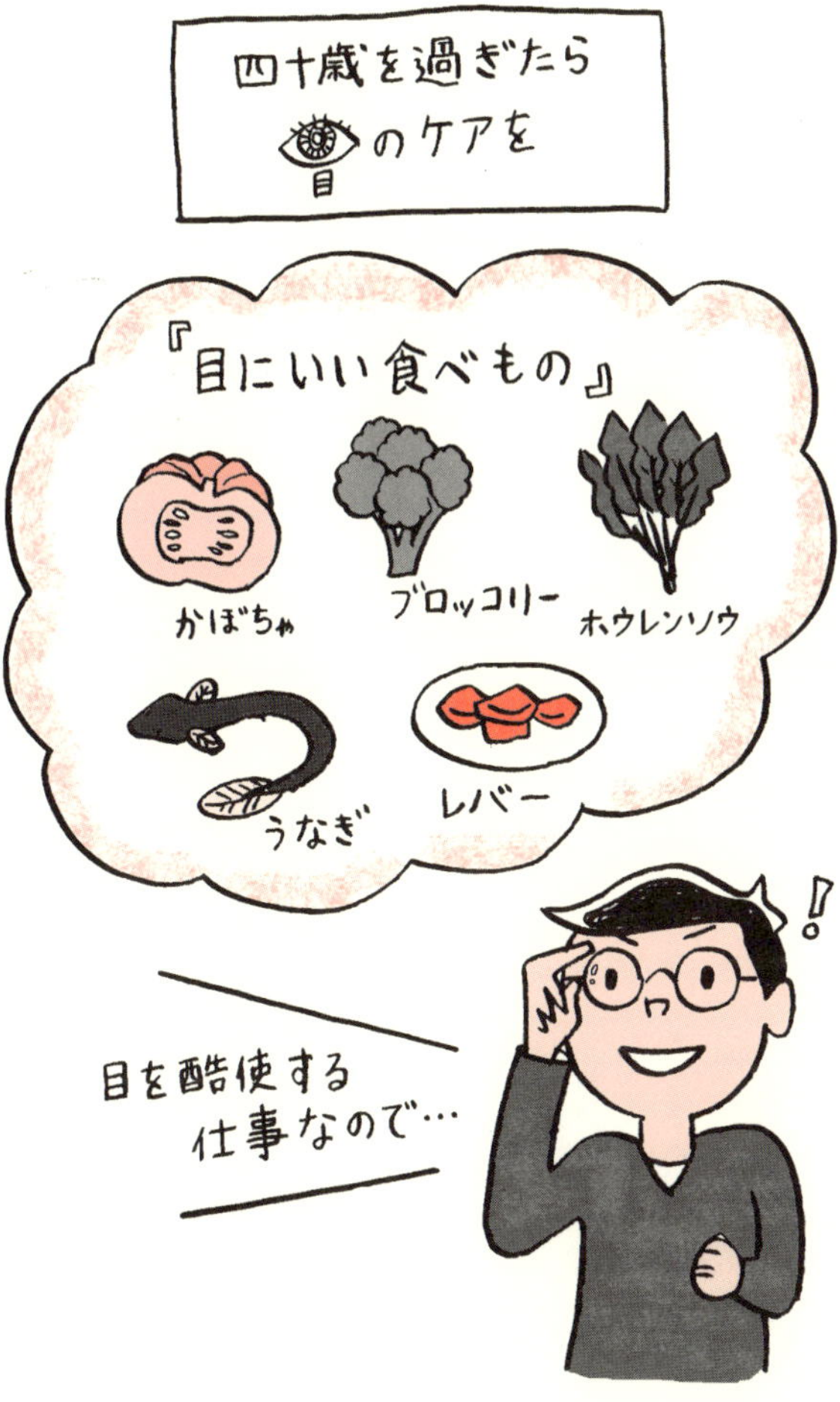
四十歳を過ぎたら
目のケアを
『目にいい食べもの』
かぼちゃ
ブロッコリー
ホウレンソウ
うなぎ
レバー
目を酷使する
仕事なので…

四〇歳を過ぎたら眼鏡をかけよといっていますが、まさにそのとおりで、見えにくいのをがまんしていると、目に負担がかかり、眼精疲労から、肩こり、頭痛などの症状が出ることもあります。

白内障はやはり水晶体の濁りから起こります。四〇代になると少しずつ増え始め、五〇～六〇歳では半数以上の人が、八〇歳を過ぎればほぼ一〇〇%発症します。水晶体の濁りは紫外線を浴びると進むので、サングラスをかけるなどの対策が必要です。また、私たちの研究では抗酸化作用をもつビタミンCやビタミンEを多くとっていると、白内障の進行が遅くなることがわかっています。

それでも、白内障は自然に治る病気ではなく、長引けば長引くほど目の機能が悪化するので、早いうちに手術をするほうがよいでしょう。現在では手術の方法もめざましく進歩しており、進行した白内障であっても九五%以上の確率で回復します。安全性も高くなっていますし、一五分ほどの手術で済むので、必ずしも入院する必要はありません。

手術をしてものがはっきり見えるようになり、気分まで明るくなったという人が多くいます。歯と同じように、目の健康も心の健康につながるのです。

白内障と並んで多い目の病気が緑内障です。緑内障になると眼圧が高くなるので、眼圧の検査をすれば発見できるのですが、こちらは白内障に比べて手術も難しく、治りにくい病気です。しかも、放置すると失明のおそれもあります。

　それから、ものが歪んで見えるような場合には、加齢黄斑変性の疑いもあります。この疾患は失明の主要な原因として欧米では広く知られていますが、日本ではこれまであまり知られていませんでした。病名に「加齢」とあることからもわかるように、四〇代以降に発症してくる病気です。目の網膜にある黄斑部はものを見るときの中心になる部分で、その異常は視力を大きく低下させます。加齢黄斑変性症は、加齢によってこの黄斑部が萎縮したり、異常な血管が発生したりして変性を起こし、視力が低下してしまう病気で、進行すると失明に至ります。物が歪んで見えたり、暗く見えたり、中央部分の視野が欠けたりするような症状が出て、徐々に進行していきます。男性のほうが女性よりもかかりやすいといわれています。

　いずれの病気にしても、早期発見がいちばんです。予防の意味からも、少なくとも年に一回は眼科医に行って、眼圧や水晶体のチェックを行うようにしましょう。また日常生活でも、テレビやパソコンなどで目を使いすぎない、疲れたら休ませる、視力に合ったメガネをかけるといったことを心がけたいものです。

また、目の機能を維持するためには、緑黄色野菜をとるとよいでしょう。ホウレンソウやブロッコリー、カボチャなどの緑黄色野菜にはルテインという成分が多く含まれていますが、これには光から細胞を守る作用があり、水晶体や黄斑部に多く存在することが知られています。加齢黄斑変性症の人は、黄斑部のルテイン量がきわめて少ないことが報告されています。したがってルテインを十分とることが、白内障や加齢黄斑変性症の予防に役立つ可能性があります。

ほかにも、目によいとされる食品があります。たとえばブルーベリーにはポリフェノールの一種であるアントシアニンが含まれており、目の疲れを取り、老眼予防や視力の回復に役立つともいわれています。アントシアニンは黒豆や小豆、ぶどう、赤ワインなどにも多く含まれています。

ビタミンAは不足すると暗い所での視力が低下してしまう「夜盲症」になります。目の健康を保つためには欠かせない栄養素です。ビタミンAはウナギやレバー、緑黄色野菜に多く含まれています。ビタミンB_1、B_2も視力回復の作用があり、また眼精疲労にも効果があるといわれています。

カルシウムと日光浴で骨粗鬆症を予防

「天気よき時は、外に出して、風日にあたらしむべし」

年をとると骨がもろくなるとよくいわれますが、若いころから骨や筋肉を鍛える運動をしていたかどうかによって、その度合いは変わってきます。

骨と筋肉には密接な関係があります。筋肉がしっかりついている人は骨もしっかりしていますし、骨を支える力が強いので骨折の危険も少なくなります。つまり、筋肉を鍛えることが骨を強くすることにつながるのです。

寝たきりの人を見ていると、使わない筋肉が落ちて、骨も弱くなっているのがわかります。また、日本人の骨は細いのに折れにくいといわれていますが、これは畳に座る生活や和式トイレなどを使うことで、日常的に屈伸運動が行われ、筋肉や骨が鍛えられているせいではないかという説もあります。ですから、体を動かすことが骨にもよいと私は考えています。

ピーク・ボーン・マスという言葉があります。「最大骨量」という意味ですが、これは青年期がピークでそれが四〇代までほぼ変わらず、それ以降、徐々に減少していきます。骨粗鬆症はこの骨量が減少して骨がもろくなり、折れやすくなる病気で、日本では二〇一〇年（平成二二年）時点で、六五歳以上の高齢者では約九六二万人の患者がいると推定されています。脳卒中や心筋梗塞のように、それ自体が生命を脅かす病気ではありませんが、骨粗鬆症による骨折から、要介護状態になる高齢者は少なくありません。

骨粗鬆症を予防するには、ピーク・ボーン・マスをできるだけ高くすることと、中高年以降に始まる骨量の減少をできるだけ少なくすることが肝要です。

この病気の一つの特徴は男性よりも女性に発症者が多いことで、その差は二・六倍にもなります。男性はもともと骨量が多いことに加え、中年期になって太ると体重で負荷がかかるぶん、骨も丈夫なのですが、女性はもともと骨量が少ないうえに、無理なダイエットをしたり、運動習慣のない人も多かったりするので、少しでも骨量が減るとすぐに骨粗鬆症まで進んでしまうのです。

さらに女性の場合、妊娠・出産によってカルシウムが奪われますし、閉経後には骨量が

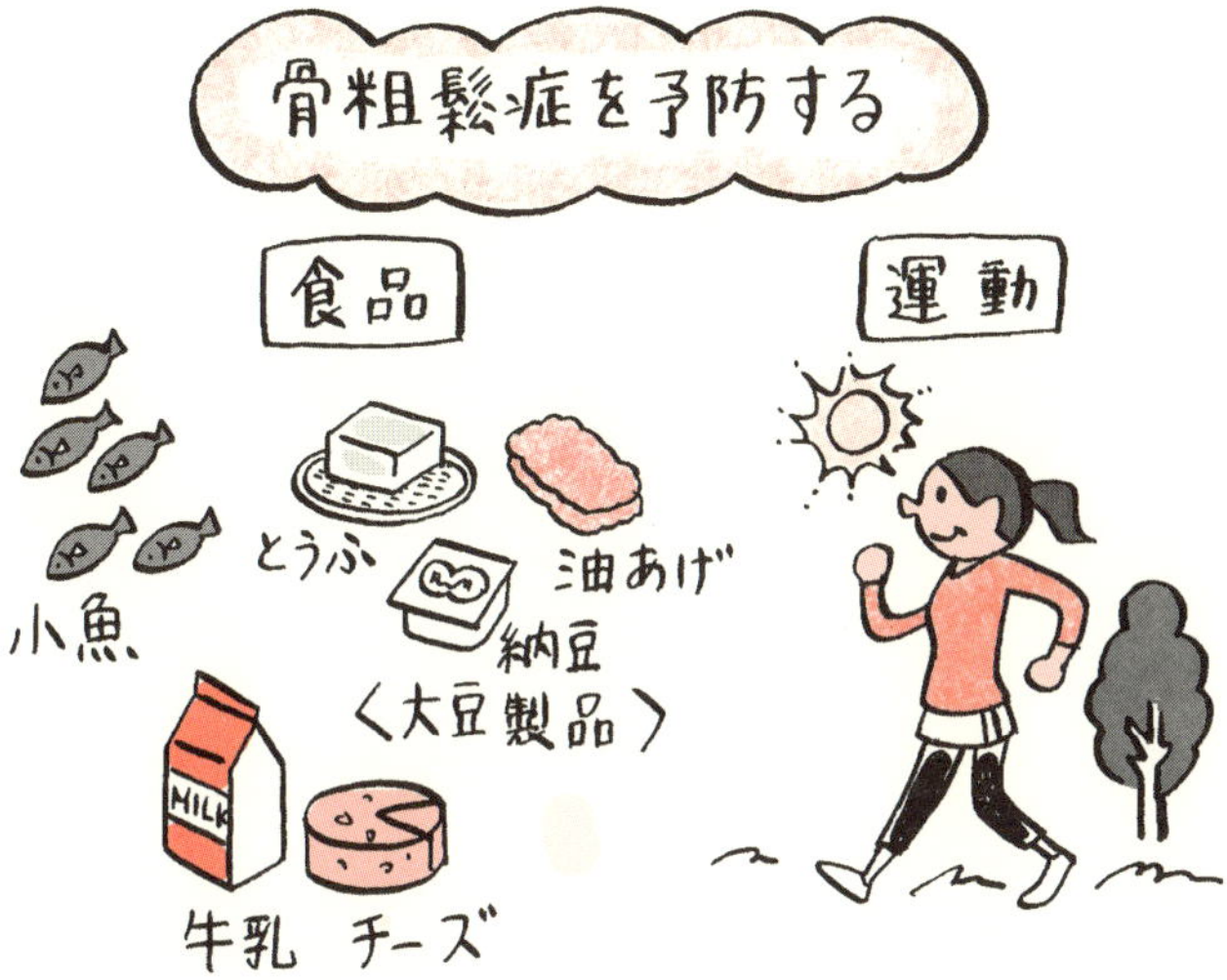
骨粗鬆症を予防する
食品
運動
小魚
とうふ
油あげ
納豆
〈大豆製品〉
MILK
牛乳
チーズ

減少するので、若いうちからしっかりたくわえておく必要があります。ですから女性は、若いときから運動をして骨を鍛える習慣を身につけてほしいと思います。

骨を丈夫にするポイントは、運動に加えて栄養です。骨を丈夫にする栄養素ですぐに思いつくのはカルシウムですが、その含有量の多い食品は牛乳やチーズなどの乳製品です。それから小魚、大豆製品にも多く含まれているので、こういった食品からもカルシウムを摂取するようにしてください。

しかし、骨を丈夫にするにはカルシウムだけをとればよいのではなく、たんぱく質やビタミンなどをバランスよくとることも必要で、それには肉や魚、大豆製品を食べることです。大豆は骨粗鬆症予防に有効なうえ、大豆に含まれるイソフラボンには抗酸化作用など、健康維持に欠かせない効果もあります（第3章108ページ参照）

そしてカルシウムの吸収を高めるのがビタミンDです。ビタミンDは魚やきのこ類などに多く含まれており、さらに日光に当たると、効果が高まります。体内のビタミンDの半分は、皮膚に紫外線が当たることでつくられるからです。日光浴に関しては、『養生訓』でも育幼の項でこういっています。

天気よき時は、外に出して、風日にあたらしむべし。如レ此すれば、身堅固《みけんご》にして病なし。（巻第八の29）

天気のよいときは外に出して、風や日光に当たらせるとよい。そうすると筋骨が丈夫になって病気をしないと。紫外線は、直接目に当たると目を痛めますし、皮膚の老化を促進することで女性からは天敵のように思われがちですが、日光を浴びることで骨が丈夫になる効果もあるのです。長時間はよくありませんが、一日に一五分から三〇分程度、散歩がてら日光を浴びるのは、心と体の健康にとってよいことです。

生活習慣病予防で考慮したい遺伝と環境の側面

「中風《ちゅうぶ》は、外の風にあたりたる病には非《あら》ず」

最近ではあまり耳にしなくなりましたが、「中風」という言葉があります。脳血管障害の後遺症によって半身不随や言語障害、片まひなどを起こすことをいいます。脳血管障害は脳卒中とも呼ばれ、代表的なものは脳梗塞、脳出血、くも膜下出血などです。『養生訓』には、その発症についてこう書かれています。

中風《ちゅうぶ》は、外の風にあたりたる病には非《あら》ず、内より生ずる風に、あたれる也。肥白《ひはく》にして気すくなき人、年四十を過《すぎ》て気衰ふる時、七情のなやみ、酒食のやぶれによつて、此病《やまい》生ず。（巻第六の11）

中風は外的な要因によって発症する病気ではなく、体の中にあるものが原因でかかるものである。色白で太った人などが、四〇歳を過ぎて衰え始めたころ、ストレスや酒食の害などによって起こるものだといっています。まさしく現代にも通じる話で、運動や食養生の大切さをあらためて考えさせられます。

現代医学では、高血圧が脳卒中の大きな要因であることがわかっています。そして高血圧は糖尿病や狭心症、心筋梗塞なども引き起こしますが、これらの病気は多くの場合、メタボリックすなわち肥満が発症の引き金にもなります。

また、生活習慣病には遺伝的要因も大きくかかわっています。両親が高血圧であれば、子どもが長じて高血圧になる例は多いですし、肥満の人が多い家系には糖尿病患者が多いものです。

遺伝というと、自分の力ではどうしようもないと思われがちですが、そうとは言い切れません。たとえば、親が高血圧の家庭では塩や醤油を多用して食事の味つけが濃く、子どももはその味に慣れてしまうため高血圧になることが多いのです。あるいは、母親が揚げもの好きで食卓にいつも天ぷらやから揚げが並んでいると、子どももメタボリック予備軍になってしまいます。このように、環境的要因によって生活習慣病が引き起こされる可能性

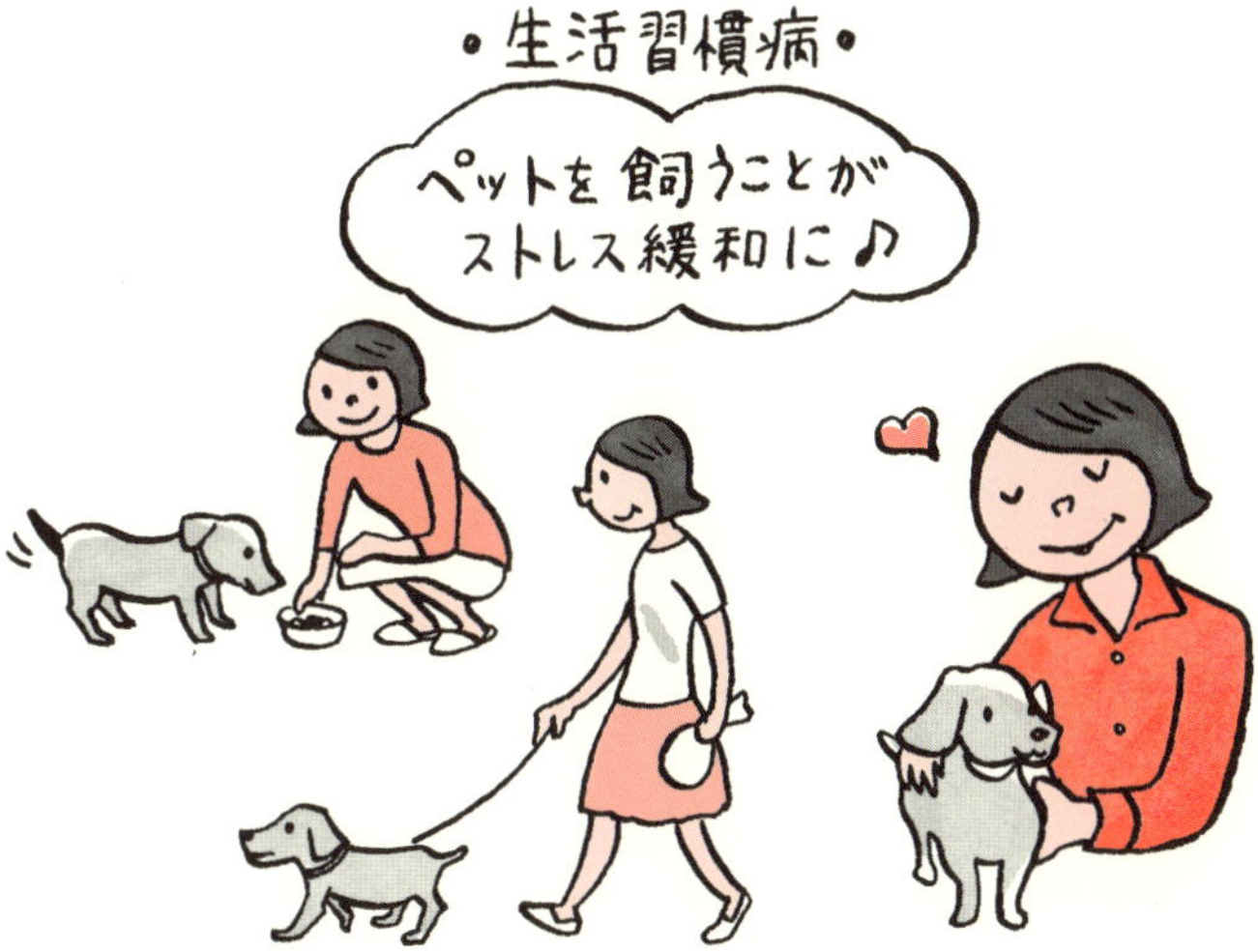
・生活習慣病・
ペットを飼うことがストレス緩和に♪

も否定できないのです。

ですから生活習慣病を予防するには、自分の家系にどんな疾患をもった人が多くいるのか、自分はどういう体質なのか、親と自分の食事の好みが似ているか、といったことをきちんと把握し、病気につながるリスク要因があれば、それを意識的に排除することが必要なのです。

家族みんな血圧が高く、脳卒中や心臓病で亡くなった人の多い家系なら、血圧を下げるために食事の塩分を減らし、野菜や果物、豆類からカリウムを多くとり入れるようにしましょう。ちなみにカリウムは、血圧を抑えたり、心臓病のリスクの軽減につながるとして、WHO（世界保健機関）では最低でも一日三・

五一グラムの摂取を推奨しています。糖尿病患者の多い家系なら、カロリーの高いものを避け、運動をして肥満に気をつけるといった具合に食事や生活習慣を見直すと同時に、定期的に健康診断などでチェックすれば予防は十分に可能です。

それから生活習慣病には、ストレスも大きくかかわっています。ストレス解消法はいろいろありますが、私がおすすめしているのはペットを飼うことです。ペットを飼うと、決まった時間に餌をあげたり、散歩をしたりしなければならないので、生活のリズムが規則正しくなりますし、ペットをなでるだけでストレスが軽減されることもあるのです。とくに、ネコのように安心して身を任せてくるようなペットを飼っていると、その仕草や体のぬくもりによって心が癒され、ストレスが緩和されます。狭心症や不整脈などによる心臓発作のきっかけがストレスであることは多くあります。ペットをなでているとストレスが抑えられて、心臓発作をある程度予防する効果があると考えられます。

胃腸を整えることが健康の基本

「胃《い》の気《き》とは元気の別名《べつみょう》なり」

『養生訓』には「脾胃《ひい》」という言葉がたびたび登場します。胃腸と脾臓あたりのことですが、食物を消化吸収する消化器官全体を指していると考えればよいでしょう。たとえば、こういう一節があります。

臓腑《ぞうふ》の脾胃の養をうくる事、草木の土気によりて生長するが如し。是を以《もって》養生の道は、先《まず》脾胃を調《ととのう》るを要とす。脾胃を調るは、人身第一の保養也。古人も飲食を節にして、その身を養ふといへり。（巻第三の1）

草木が土の養分によって成長するように、内臓は脾胃によって養われている。したがって養生にはまず脾胃を整えなければいけないという意味ですが、要するに胃をはじめ消化器を大事にすることが養生の基本だということです。胃腸を整えることが健康の維持や増進にとって非常に重要だという益軒の思いは、次の一節からもうかがえます。

胃《い》の気《き》とは元気の別名《べつみょう》なり。冲和《ちゅうが》の気也。病甚しくしても、胃《い》の気《き》ある人は生《い》く。胃の気なきは死す。（巻第二の23）

胃の気は元気の別名である。つまり胃が働くことによって人は元気にもなる。病気が重くても胃がきちんと働いている人は生きられるが、そうでない人は死んでしまうと、胃の調子が生死をも左右すると考えていました。

胃腸がうまく働かなければ、食物の栄養分をきちんと吸収できず、養分を全身に行き渡らせることができません。逆にいえば、胃腸が十分に働いていさえすれば、ほかの部分に多少の不調があっても補えるのです。胃の元気が生命を左右するというのも、けっして大げさではないのです。

一方で、胃はストレスなどの精神面からの影響を非常に受けやすい臓器です。そもそも

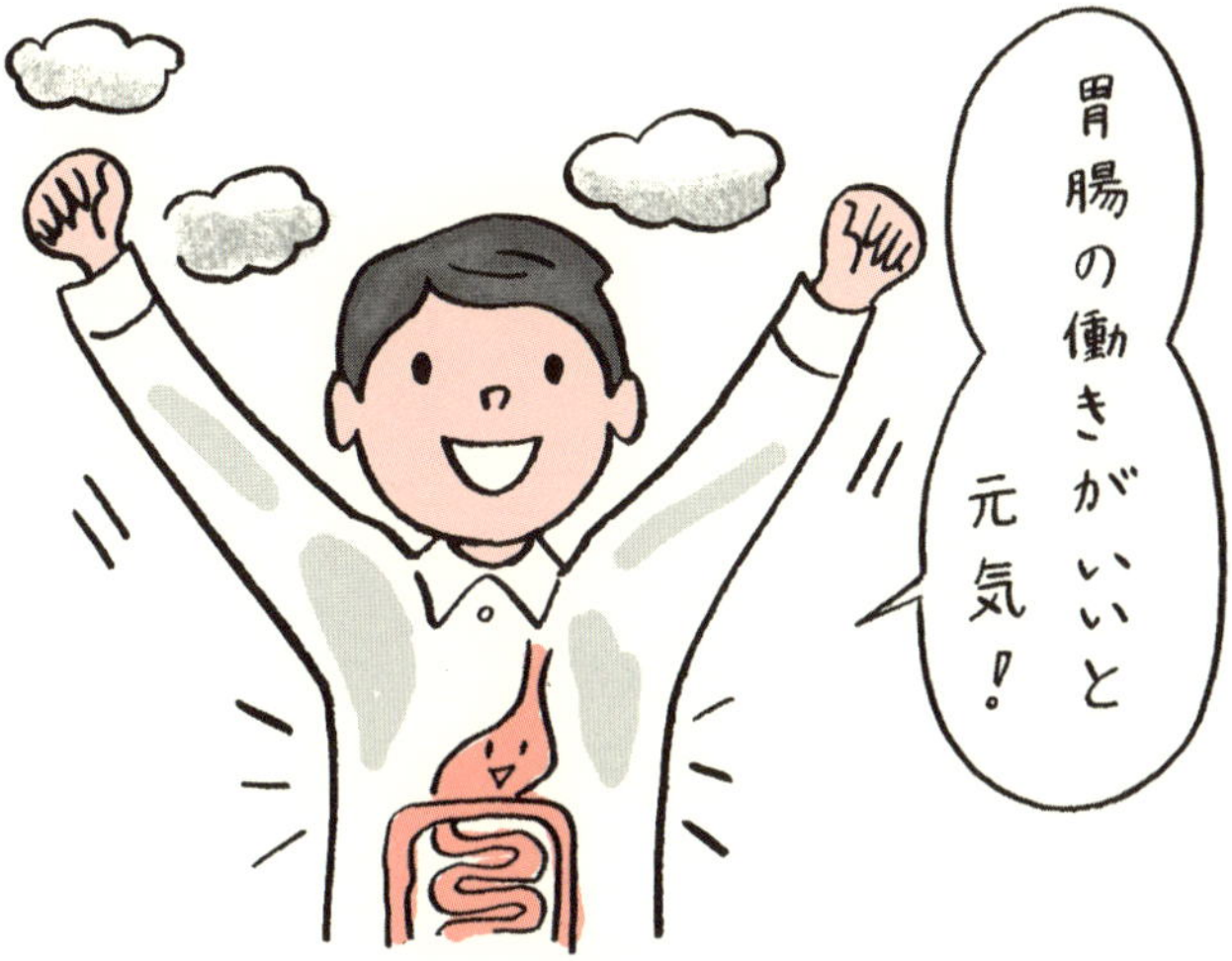

胃腸は、自律神経の働きと密接にかかわっています。悩み事を抱えたり、ストレスがたまったりすると、自律神経のバランスが乱れて胃の調子が悪くなったり、お腹をこわしたりします。「納期に間に合いそうにない」「部下がいうことをきいてくれない」など、困ったこと、つらいことがあると胃がキュッと痛む経験は、だれもがお持ちでしょう。それが度重なると胃に負担がかかり、胃炎や胃潰瘍、高じると胃がんといった病気になってしまいます。胃腸が弱っているなと感じるときには、食事の回数を減らす、やわらかいものを少な目にとるなど、なるべく胃に負担がかからないようにすることが肝要です。

ちなみに『養生訓』では「脾胃の好物」と

して、「あたたかなる物、やはらかなる物、よく熟したる物、ねばりなき物、味淡くかろき物、にえばな（煮たて）の新に熟したる物、きよき物、新しき物、香よき物、性（成分）平和なる物、五味の偏ならざる物」を、「脾胃のきらふ物」として、「生しき物、こはき物、ねばる物、けがらはしく清からざる物、くさき物、煮ていまだ熟せざる物、煮過してにえばなを失へる物、煮て久しくなるもの、菓（果物）のいまだ熟せざる物、ふるくして正味を失なへる物、五味の偏なる物、あぶら多くして味おもきもの」を挙げています。

日本人には胃がんが多いといわれています。和食には塩分が多く含まれますが、それが胃の粘膜を傷つけて炎症を起こさせ、胃がんにつながっている可能性が高いのです。もちろん塩分だけでなく、甘いもの、冷たいもの、かたいもの、カフェインなどのとり過ぎも胃腸にはよくありません。

胃腸を整えるのに役立つのが食物繊維です。食物繊維は食物中に含まれる、人の消化酵素では分解されない成分です。主に野菜・穀類などの食物や海藻類に含まれています。かつては栄養として吸収されない無駄な成分とされていましたが、便通をよくする作用や、油や毒性物質の排泄を促進する作用があり、肥満予防、脂質異常症や糖尿病、動脈硬化の予防、大腸がんの予防などに役立つことが報告されています。

適度な運動こそが健やかな体をつくる

「身体は日々少づつ労働すべし」

病気予防にとって毎日、適度な運動を続けることが大切です。『養生訓』にもこう書かれています。

養生の術は、安閑無事なるを専《もっぱら》とせず。心を静にし、身をうごかすをよしとす。身を安閑にするは、かへつて元気とゞこほり、ふさがりて病を生ず（巻第一の26）

すなわち、養生することは、ただのんびりとするのとは違う。悩み事や心配事を減らして心の平静を保つ一方で、体は常に動かすほうがよい。いつものんびりしていたのでは血のめぐりが悪くなり、元気が滞って病気になってしまう、というのです。健康を維持するために適度な運動が必要なことは、江戸時代も現代も同じです。ただ、日々の仕事や暮らしのなかで体を動かすことが江戸時代よりはるかに少なくなっている現代社会では、その必要性がはるかに大きいといえるでしょう。

では、適度な運動とは、どの程度の運動なのでしょうか。当然、年代によってそれぞれ適した運動量は違ってくるはずです。若い頃にスポーツで体を鍛えていたという人でも、中高年になってから激しい運動をすると健康を害しかねません。ひと頃ブームになったジョギングも、心臓や膝、足首などへの負荷が大きく高齢者には危険を伴うからと、ウォーキングが推奨されるようになっています。

体力や運動能力には個人差があるので、この年代の人にはこんな運動をと一概にはいえませんが、酸素を取り入れながら継続して行う有酸素運動は、中高年以降の人には適した運動です。具体的にはウォーキングやサイクリング、ダンス、スイミングなどで、平常時の脈拍数の一・五倍ぐらいの強度で、やや汗ばむ程度に行えば効果が高いとされています。ちなみに期待される効果は、血圧や血糖値を下げ、中性脂肪を減らして善玉コレステロールを増やすというもので、生活習慣病の予防にうってつけです。

また、運動にかける時間は多ければ多いほどよいというわけではありません。運動時間を三〇分から一時間に増やしても、体重や体脂肪が余計に減るわけではないという研究結果も発表されています。毎日のウォーキングとしては、やはり三〇分程度が適当かと思われます。歩くことの重要性は『養生訓』でも説かれています。

身体は日々少づつ労働すべし。久しく安坐すべからず。毎日飯後《はんご》に、必ず庭圃《ていほ》の内《うち》数百足しづかに歩行すべし。雨中には室屋《しつおく》の内を、幾度も徐行《じょこう》すべし。如レ此日々朝晩運動すれば、針灸《しんきゅう》を用ひずして、飲食気血の滞《とどこおり》なくして病なし。（巻第一の17）

「食後に必ず数百歩歩け」というのはちょっとむずかしいかもしれませんが、座ってばかりいずにとにかく体を動かしたり、歩いたりすることを心がければ、食べたものはしっかり消化吸収されて血肉となり、血流も滞らないので病気をすることはない、ということです。糖尿病や糖尿病予備群の人たちは、食後に血糖値が大きく上昇する食後高血糖になることが多いのですが、食後の運動は血糖値の上昇を防ぐのに効果的です。

適度な有酸素運動を日常的に行うのとあわせて、最近ではとくに脚の筋力を鍛える運動が必要だといわれるようになってきました。というのも、加齢に伴って脚の筋力が衰えると、歩行能力の低下や歩行姿勢の変化をもたらし、転倒事故などにもつながるからです。私たちの調査では、七〇代の人の大腿部の筋肉の厚さは、四〇代のときに比べて男性で約七五％、女性で八〇％に減っていました。大腿部の筋肉には、静脈を絞り込んで下半身から心臓に戻る血液を押し上げる大切な働きがあるので、そのパワーが落ちると心臓の負担も大きくなります。

脚の筋力をつけるためには、やはり歩くことがいちばんです。それも、筋肉に少し負荷をかけるように、やや大きなストライドで歩いたり、手を前後に大きく振りながら腿を上げるように歩く、足にアンクル（重り）を装着して歩く、といった工夫をするとよいでしょう。また、石段などを利用した簡単な昇降運動も筋力アップには効果的です。ただし、膝が痛かったり、血圧が高かったりするときは、無理をしないでください。

私たちの研究では、一日の歩数が六〇〇〇歩未満である場合と比べると、その後八年間に脳の萎縮が進行する危険は、六〇〇〇歩から一万歩の場合には四〇％に、一万歩以上歩いている場合には三〇％に減ることが明らかになりました。歩くことが脳の委縮を予防し、記憶障害や認知機能低下の抑制につながると期待されます。

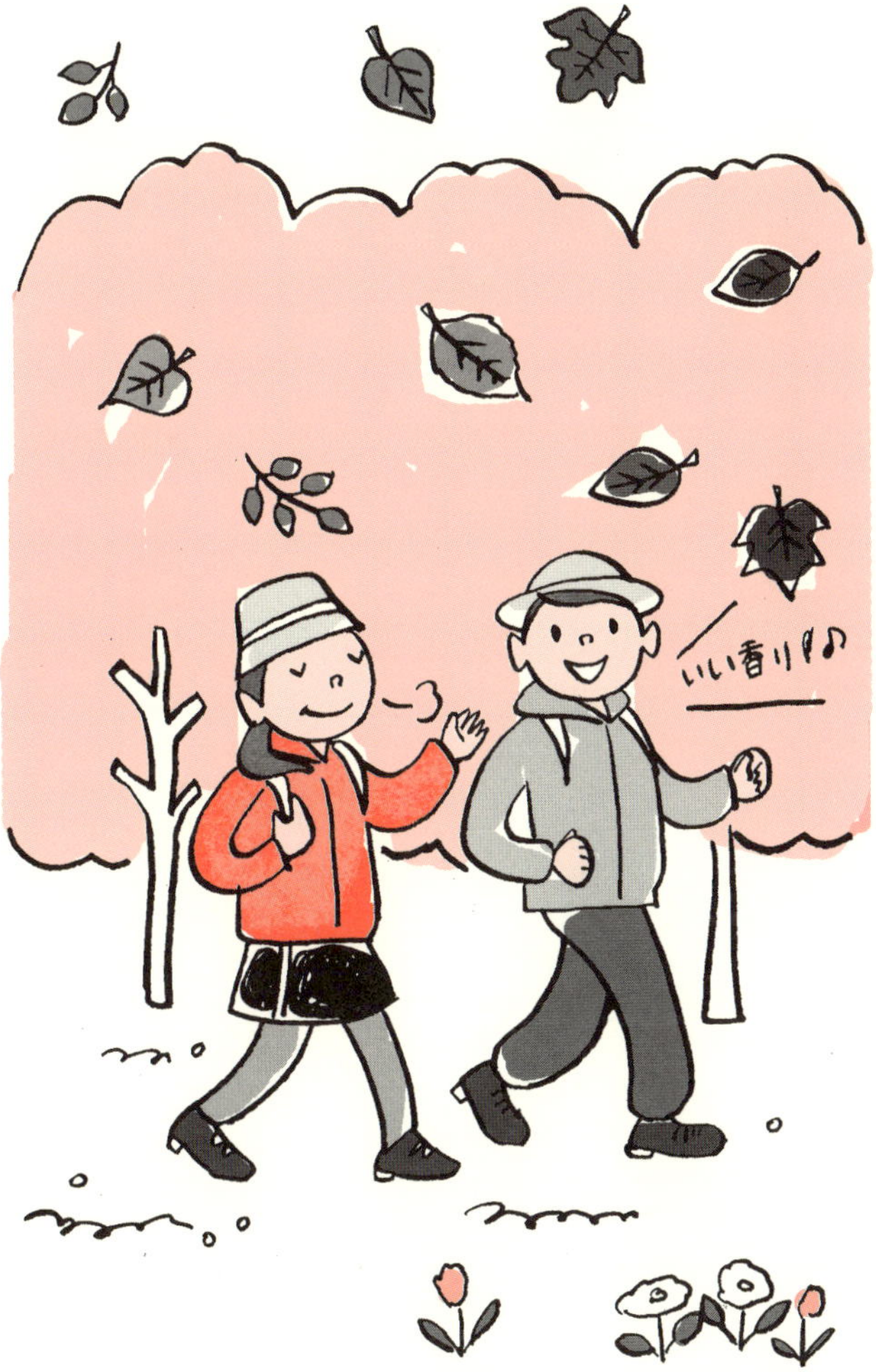
いい香り!♪

足や膝に負担をかけたくないという人や体力のない人には、水中ウォーキングがおすすめです。水中で体を動かすことによって、有酸素運動、筋力運動、ストレッチができるからです。ただし、水の抵抗があるため、歩き方によっては腰に負担がかかることもあります。初心者はトレーナーの指導を受けながら挑戦してください。

歩くことは特別な器具や設備を必要とせず、だれでも簡単に行えます。そしてその効果は、免疫力、体力、筋力、脳力など、いろいろなところにあらわれます。

それでは、中高年に人気のゴルフや、ゲートボールのようなスポーツはどうでしょうか。結論からいうと、私はゴルフをあまりおすすめしません。ゴルフは走ったり、体を激しく動かしたりするスポーツではないので高齢者にも向いているように思えますが、実は大きなリスクが伴います。ショットを打つときには一気に血圧が上がりますし、うまくショットが決まらなかったり、バンカーに入れたりすれば、イライラしてストレスがたまります。それに、暑い時期に長時間炎天下を歩いたり、逆に寒風吹きすさぶ中のプレイでは、脱水症や心臓発作の危険性もあります。血圧が高い人は、よほど気をつけなければいけません。長い間やってきた人が気晴らし程度にやるぶんには問題ありませんが、年をとってから「何か運動をしなければ」と始めるスポーツではないでしょう。個人差はありますが、六五歳を過ぎたら回数は控えたほうがよいでしょうし、七五歳を過ぎたら思い切ってやめたほうがよいと私は思います。

一方のゲートボールは、ショットがないぶん血圧も上がりませんし、適度に歩くこともできるので、高齢者には向いているスポーツだといえます。ただし、闘争心の強い人、負けず嫌いの人は、競技に一喜一憂してストレスをためてしまうので、やはりあまりおすすめしません。それよりも森林の中に入って自然の景観を眺め、季節の移り変わりを楽しみながら、自分に合ったペースで行う森林浴ウォーキングのほうが、健康づくりには最適な運動だと思います。ウォーキングで体を動かすだけでも健康によいうえに、森林浴でさわやかな気持ちになってリフレッシュできます。

森の香りは主に植物が出している揮発性化学物質のフィトンチッドによるもので、そのうちのテルペン類と呼ばれる香り成分が多く含まれています。フィトンチッドには抗菌、防虫作用があり、植物が自分を守るために放出しています。このフィトンチッドが人の副交感神経を刺激して、リラックスした気分にさせてくれるのです。鎮静作用によって血圧が低下し、疲労回復にも効果的です。さらに、がん細胞の増殖を防ぐナチュラルキラー細胞が増えるという実験結果もあります。

ホームドクターを持とう

「医をよくゑ《え》らぶべし」

若いころと違い、中高年になると医院や病院に行く回数が増えるものです。風邪で体調を崩して内科に行ったり、歯科や眼科の世話になったりといった具合です。あるいは健康診断で異常な数値が出て、精密検査のために病院に行ったりと、目的に合わせていくつかの医療機関をかけ持ちしたりもします。

そして大きな病院では、患者の数が多いため診察まで何時間も待たされたり、診療科をあちこちまわされたり、信頼できる医師にめぐりあえたと思ったら担当が変わったりと、いろいろ面倒なことも多くなります。

そこでおすすめしたいのが、ホームドクターを持つことです。ホームドクターとは、かかりつけ医です。風邪をひいたらしい、頭痛がとれない、お腹をこわしたなど、ちょっと

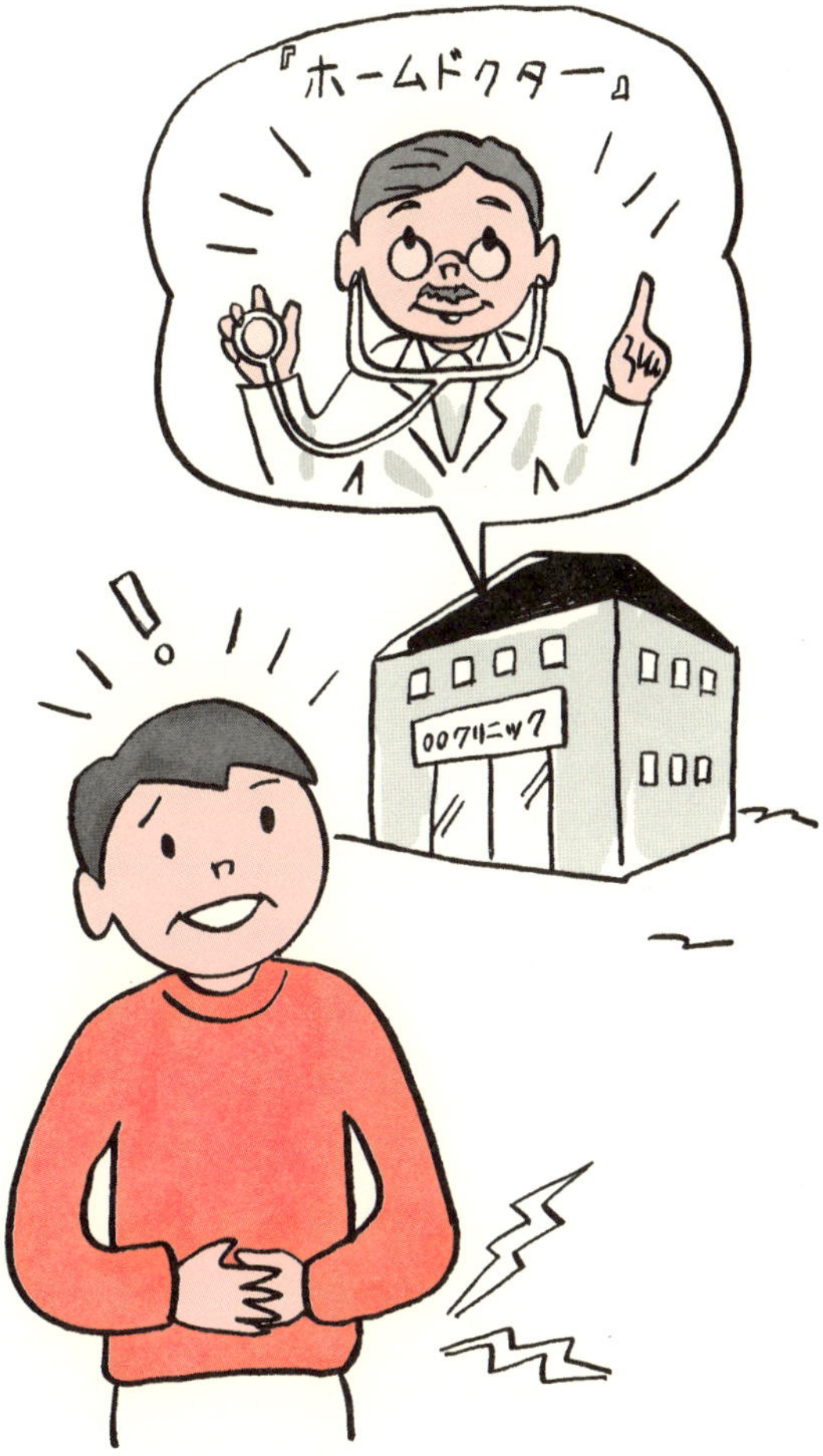
『ホームドクター』
○○クリニック

した不調でも気軽に診てもらえる医師が身近にいれば、持病がなくても安心ですし、予防の観点からも好ましいといえます。

複数の医療機関を利用すると、それぞれで薬を処方されます。どれも治療に必要だと医者が判断して処方しているのですが、鎮痛剤や抗生物質など、ときには同じ薬が処方されることもないとはいえません。それを防ぐために「お薬手帳」が利用されるようになりましたが、ホームドクターがいればそうした相談も気軽に行えるわけです。

ホームドクターの利点は、病気になったとき気軽に診てもらえるだけなく、家族ぐるみで日常的にお世話になっていれば、家族全員の健康状態や生活習慣などを把握してもらえて、健康相談にも乗ってもらえることです。また、治療の難しい病気で専門の医療機関に行かなければならないときにも、適切な医療機関を紹介してもらったり、治療のアドバイスをもらったりできますし、高齢者がいる家庭では在宅医療、つまり往診にきてもらうこともできます。

そうした医療システムが整っていて、日本の医療界も注目しているのが、日本と同じように高齢化が進んでいるキューバの医療制度です。人々は日常的にはファミリードクターと呼ばれる家庭医にかかり、やや症状が重くなると次の段階としてポリクリニコといわれる地域診療所に行き、さらに重い病気になったら州立や国立の大病院にかかるというような段階的なシステムになっています。

ファミリードクターは患者の近所に住んでいる町医者で、誕生前の胎児のころから死ぬまで面倒をみるのが原則で、健康な人の家にも定期的に往診したりします。キューバでは医師が身近にいる環境が普通になっているようです。

残念ながら、現在の日本では公的なホームドクター制度が整備されていません。なぜか、かかりつけ医、つまり開業医より大学病院や大病院の専門医が優れているかのような誤解もあり、なかなかこうした制度が国レベルで広まらないようです。それでも市町村レベルでは、病気の質や程度によって、かかりつけ医から大学病院や公立の大病院を紹介するような制度を推進している地域が多くあります。

一方で、日本の医療制度にもよい点があります。それは保険証ひとつで、全国どこの病院でも診療してもらえることです。それはつまり、自分で病院や医師を選べるということでもあります。『養生訓』では、医者選びの大切さをこう説いています。

保養の道は、みづから病を慎しむのみならず、又、医をよくゑ《え》らぶべし。

天下にもかへがたき父母の身、わが身を以《もって》、庸医《ようい》の手にゆだぬるはあやうし。（巻第六の29）

養生を心がけるなら、病気に気をつけるだけでなく、良医を選ぶようにすべきである。かけがえのない父母や自分の体を、庸医（やぶ医者）に任せるのは危険だといっています。まさにそのとおりで、医師の診断に身を任せることは、命を預けるのと同じことなのです。

近年はセカンドオピニオン制度も一般的になってきたので、診断結果や処置方法に不満や疑問があれば、別の医師に診断を仰ぐことも、以前よりは気軽にできるようになりましたが、まずは良い医者を選ぶことが肝心です。

身近に信頼できるホームドクターを持ち、いざというときには専門医を紹介してもらう。日ごろの養生に加えて、こうした医療ラインがあれば安心です。

ほとんどの開業医は、病院の勤務医として、専門領域をもって診療にあたった経験があります。持病や心配な点があれば、その病気にくわしい医師をホームドクターに選ぶのもよいでしょう。

トクホやサプリメントは賢く取り入れよう

「脾胃《ひい》を養ふには、只穀肉《こくにく》を食するに相宜《あいよろ》し」

今日では、多くの人がトクホやサプリメントを日常的に取り入れるようになりました。トクホとは特定保健用食品のことで、安全性や有効性に関する国の規格基準を満たし、特定の保健機能を有する食品です。サプリメントはたんぱく質やビタミン、ミネラルなどの特定の栄養素を主成分とした栄養補助剤や栄養補助食品です。

私たちの調査（二〇一二年）でも、男性の五六・五％、女性の六七・三％が何らかの栄養補助食品を利用している、という結果が出ています。どんな種類の栄養補助食品をどの程度とっているのかは、年齢や性別、生活スタイル等によってそれぞれ異なりますが、四〇～七〇歳代のすべての年代で利用が見られました。だれでも簡単に入手できる手軽さもあり、多くの人がトクホやサプリメントからさまざまな栄養を補充しているようです。

しかし、それによって不足している栄養素が補われ、体力、免疫力が向上して病気の予防につながれば何も問題はないのですが、その手軽さの裏返しとして、「過剰摂取」という落とし穴があることを忘れてはなりません。

栄養素は何でも多めにとればいい、というものではありません。ビタミンやミネラルのなかには、とり過ぎると害が出てくるものもあります。とくに、錠剤やカプセルにしたサプリメントは成分が凝縮されているので、とり過ぎにつながりやすいのです。

また、健康食品なども含めて、栄養素の異なる複数のサプリメントをとっていると、どうしても重なる栄養素が出てきます。ビタミン類はほとんどのサプリメントに含まれていますから、それが「ビタミン過剰症」を引き起こすことも考えられます。

たとえばビタミンAは過剰症になりやすいビタミンですが、過剰摂取により頭痛、無気力、肝障害、骨や関節の痛みなどの症状が出ます。さらにサプリメントに含まれる成分は化学的に合成されたものが使われることもあり、安全性に問題がある場合もあります。

トクホも同じです。たとえば、緑茶のカテキンが持つ脂肪燃焼効果や悪玉コレステロール抑制効果、抗がん効果、認知症予防効果が注目され、カテキンを多く含むお茶がトクホ飲料としてヒット商品になっていますが、これも飲み過ぎれば過剰摂取になります。その結果、カテキンの抗菌・殺菌作用が効き過ぎて、本来健康に貢献している常在菌、たとえば腸の動きを整えているビフィズス菌などが悪影響を受けてしまいます。

海外ではカテキンの過剰摂取によって重篤な肝障害が起きたケースも報告されています。一日に必要な量のカテキンは、毎日緑茶を二～三杯飲んでいれば十分摂取できるのです。いくら健康にいいからといっても、とり過ぎは禁物です。

貝原益軒が生きていた時代にトクホやサプリメントはありませんでしたが、朝鮮人参や甘草《かんぞう》などの漢方薬を滋養強壮や栄養補給のために利用する人は多かったようで、『養生訓』でそうした薬のとり過ぎを戒めています。

無病の人、補薬を妄《みだり》に多くのんで病となるも、身を愛し過すなり。子を愛し過して、子のわざはひとなるが如し（巻第二の9）

つまり、病気でもないのに栄養剤のような「補薬」を多用すると、かえって病気になってしまう。それは、子どもを可愛がりすぎることが甘やかしとなり、本人のためにならないのと同じだというのです。そして、食事による栄養摂取の大切さをこう説きます。

脾胃《ひい》を養ふには、只穀肉《こくにく》を食するに相宜《あいよろ》し。薬は皆気の偏《へん》なり。（中略）穀肉《こくにく》の脾胃《ひい》をやしなふによろしき事、参芪《じんぎ》の補にまされり。（巻第七の5）

食品（穀類と肉類）にはいろいろな種類の栄養が含まれているのだから、それをしっかり食べていれば、体の健康は十分に保てるはず。薬はみな気を偏らせて、栄養バランスを崩してしまう。良薬とされる朝鮮人参（参芪）であっても、わざわざ食して栄養を補う必要はない、ということです。

いつの時代でも、体の健康は毎日の食事によってつくられるのです。食品にはビタミンやミネラル、食物繊維をはじめいろいろな種類の栄養素が含まれており、そのひとつひとつの成分が健康増進に重要な役割を果たしています。せっかく食品から摂取した栄養素の有効性を、サプリメントの過剰摂取で有害にしたりするのでは、本末転倒です。

トクホやサプリメントは、生活が不規則になってバランスのとれた食事をとりにくいとか、高齢になって食事の量が減り、十分な栄養をとれないような場合に、過剰摂取に気を

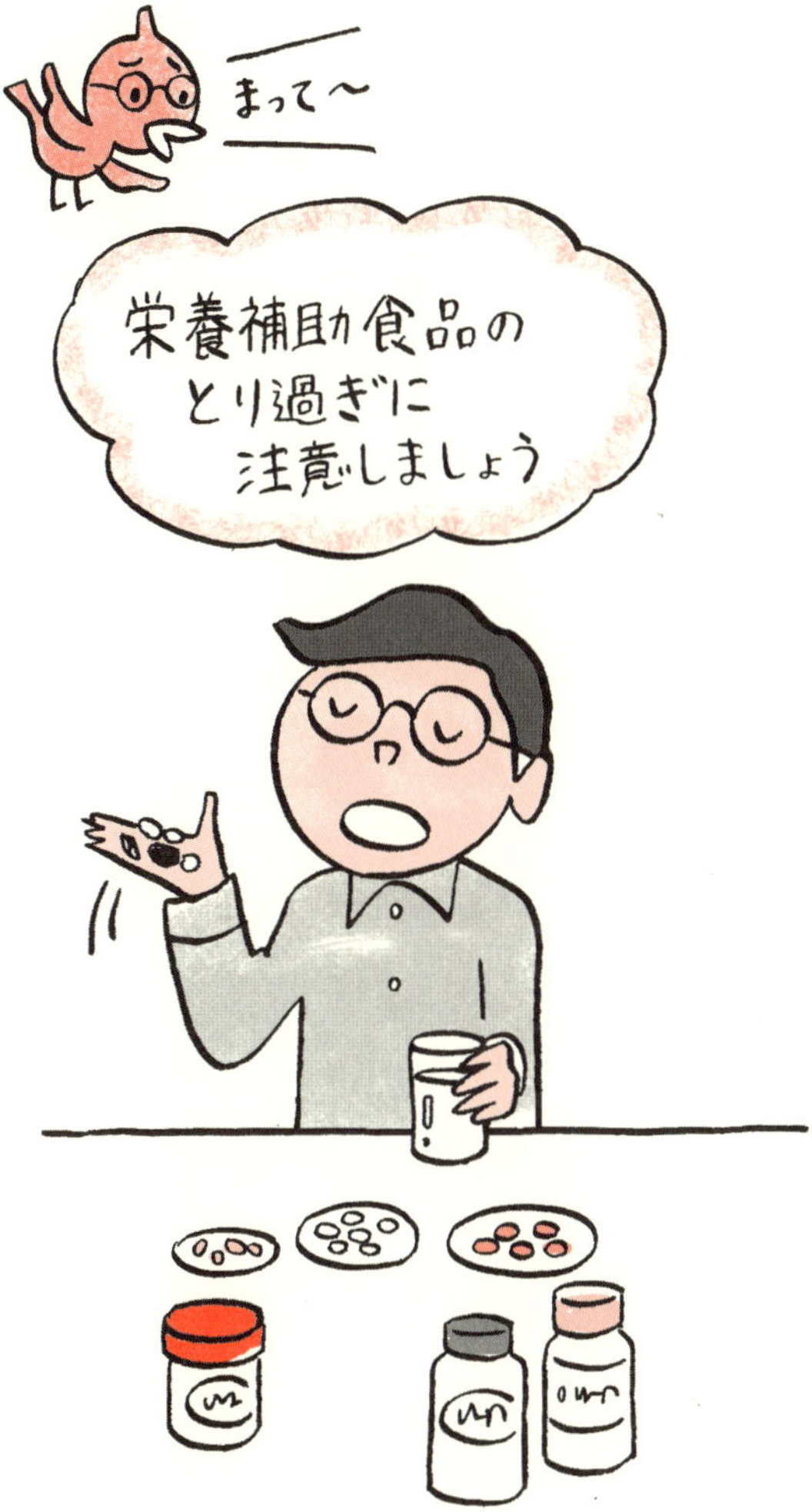
まって〜
栄養補助食品の
とり過ぎに
注意しましょう

つけながら賢く取り入れるようにしましょう。購入したサプリメントに、どのような成分がどのくらい入っているのかをきちんとチェックして、必要な摂取量、過剰にならない摂取量を忘れないようにしておくことが重要です。その際、栄養士やかかりつけ医に相談すれば、より安全で効果的な利用ができます。

トクホやサプリメントといった栄養補助食品と同じように、健康づくりのために「気功」を取り入れる人もいます。気功は「気」によって体の恒常性を維持し、免疫力を高めて病気の治癒や予防を目指す健康法です。心と体は密接な関係にあり、ヨガと同じように呼吸を整えたり関節を動かしたりすることで、気を高めることは可能だとは思います。しかし、それだけで病気を予防したり、治したりできるわけではありません。益軒もこうした古来からの健康法を参考にはしましたが、自らの体験をもとに生活習慣の改善という、より実践的な健康法を『養生訓』で説いたのです。そしてその内容は三〇〇年経った現在、多くの疫学研究で実証されています。

栄養補助食品や催眠療法、気功、漢方、針灸といった代替医療は、あくまでも健康を目指すための補完であって、場合によっては過剰摂取や副作用による有害な面もあること、科学的に効果が実証されていないことも多いことなどを理解して、利用してください。

第5章

元気で人生を楽しむ生活習慣

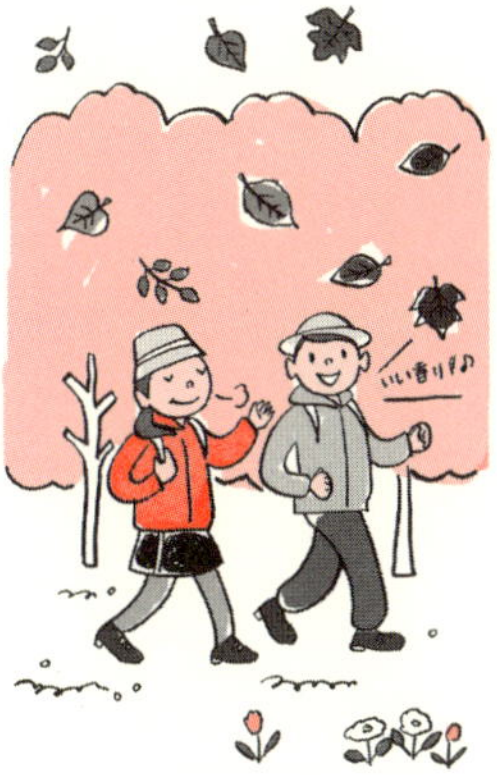

いつまでも若々しく元気でいるための秘訣

「年わかく康健《こうけん》なる時よりはやく養ふべし」

高齢になっても若々しく、健康に暮らしている人は大勢います。生涯現役で仕事にいそしんでいる人がいますし、ボランティア活動でイキイキと地域貢献に励んでいる人もいます。そんな高齢者を私は「スーパー老人」と呼んでいますが、この人たちは普通の老人たちと、どこが違うのでしょうか？　スーパー老人はみな表情が明るく、肌がつややかで、腰もしゃんとしていて、見た目がとても若々しい。そして見た目だけでなく、実際に体そのものも若いのです。そのことは、私が過去に調べて確かめました。

その調査では私が本人に面接をして、背の曲がり具合、髪の毛の量と白髪の混ざり具合、シワの数、太り具合などの「見た目」から、実年齢よりも若く見える人と、老けて見える人に分け、そのうえで各人の生理機能や運動能力などを検査して年齢別の平均値と比較しました。すると、見た目が若い人は生理機能や運動機能についても、実年齢の平均値よりも機能がよい、すなわち若いことが明らかになったのです。生理機能や運動機能から評価できる年齢を「生物学的年齢」といいますが、それと実年齢の差は、男性でマイナス一～一・五歳、女性ではマイナス二歳以上になりました。つまり、見た目が若い人は生物学的年齢も若いのです。

それが意味するのは、老化のスピードは人によって異なり、生物学的年齢が若い人は老化のスピードがゆっくりしているということです。その要因としては、さまざまなものが考えられます。まず、生来の体質や素質があります。また、生活習慣も大きく関係します。たとえば睡眠や活動の時間と内容、喫煙や飲酒の程度、食生活の内容などです。さらには人間関係や収入などの社会的・心理的要因もかかわってくるでしょう。

食生活についていえば、実年齢よりも生物学的年齢が高い人（老けて見える人）は、穀類と芋類などのでんぷん質と塩分を多くとっていました。逆に低い人（若く見える人）は、油脂類やアルコールを適度にとっていました。女性の場合は、カルシウムがとれる乳製品をよく食べている人は、骨もしっかりしており、若さを保っているようでした。

結局のところ、食生活も含めて生活習慣にどれだけ注意しながら毎日の生活を送っているかということが、老化のスピードを早めたり、遅らせたりするのです。つまりは、『養生訓』でこう忠告しているとおりなのです。

年わかく康健《こうけん》なる時よりはやく養ふべし。つよきを頼みて、元気を用過《もちいすご》すべからず。わかき時元気ををしまずして、老《おい》て衰へ、身よはくなりて、初めて保養するは、たとへば財多く富める時、おごりて財をつい《ひ》やし、貧窮《ひんきゅう》になりて財ともしき故、初めて倹約《けんやく》を行ふが如し。（巻第二の32）

若く健康なときから養生を心がけ、元気を惜しむようにするのがよい。若いときに元気を惜しまず、年をとって体が衰え始めてから保養しようとするのは、財産があるときは好き勝手にお金を使い、貧窮して財産がなくなったときに、はじめて倹約をするようなものだ、ということです。若いうちから養生に努めることが、スーパー高齢者になる道といえます。

また、運動も生物学的年齢に影響し、スポーツ経験者のほうが若い傾向がありました。

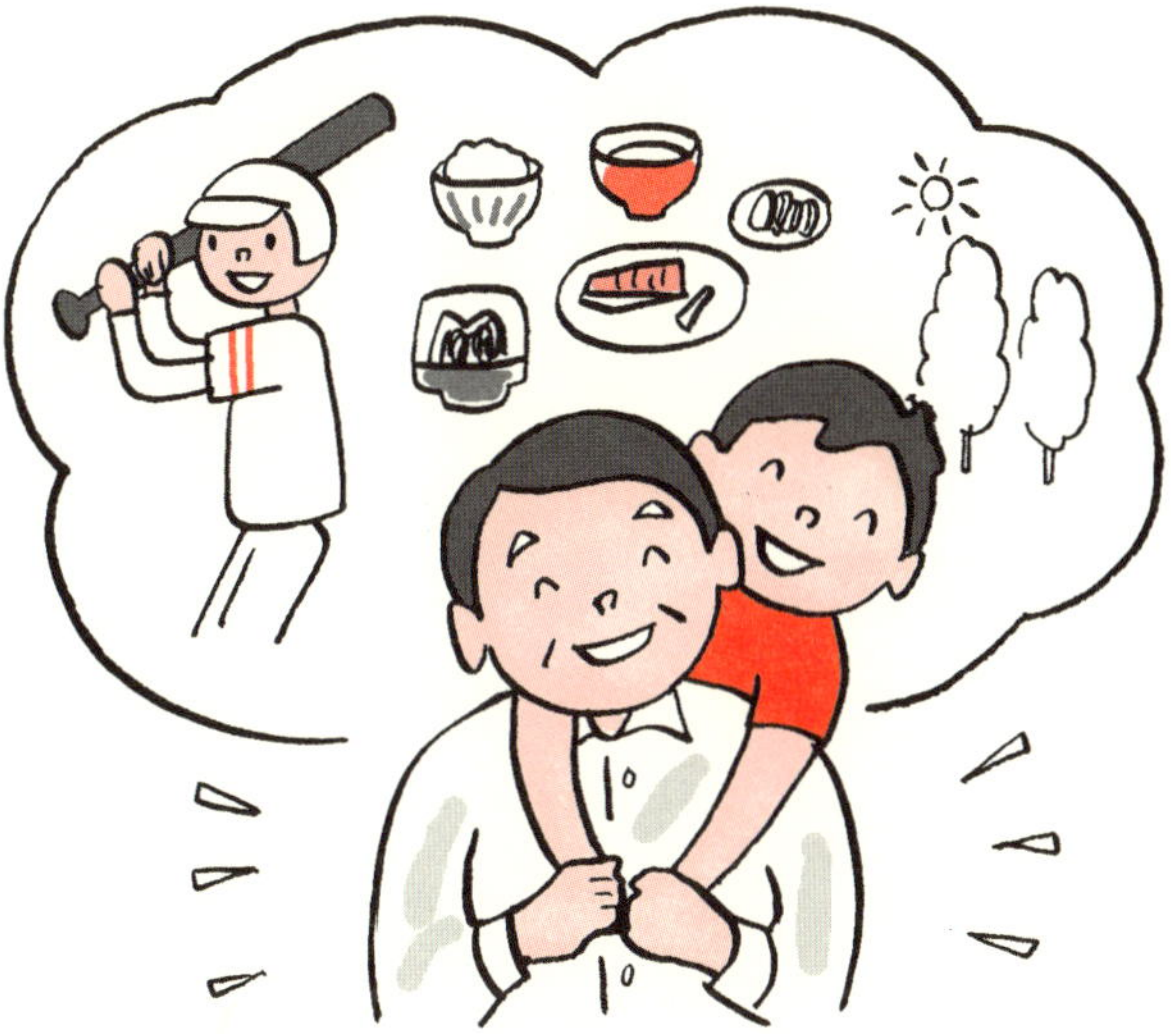

ただし、スポーツをしなくても、日常的に体を動かす活動的な生活を送ってエネルギーを多く使っている人は、非活動的な人に比べて、血圧、視力、運動能力など、総じて生物学的年齢が若いようです。

そのうえで気力をちゃんと持つことが、いつまでも若々しく元気でいるための秘訣だと私は思います。気力が充実すれば、人生を積極的に送ろうという前向きな姿勢が生まれます。そうすれば自然に食生活に気をつけるようになり、運動も習慣化し、人との交流も盛んになるといえます。

若さと健康への過信は禁物

「養生の道は、たのむを戒しむ」

生活習慣病を発症したり、その前兆が表れたりする三〇～四〇代は、社会人として脂の乗り切った働き盛りの時期です。気力、体力ともに充実しており、肉体的・生理的機能も安定しているため、持病でもない限り、自分の健康を過信しがちです。

毎日仕事に追われて生活のリズムが不規則になると、食生活が乱れたり睡眠不足になったりします。また、接待や付き合いで飲酒をする機会も多い年頃です。そして、休日には日頃の疲れをとろうと、一日中ゴロゴロしていては運動不足になります。それでも体が悲鳴を上げなければ、気力・体力まかせで頑張ってしまう年代なのです。

しかし、この時期から体の老化は始まっていて、運動や感覚などの身体的機能は徐々に減退していきます。未病が気になりだすのもこの頃からです。この時期に過信して体に無理な負担をかけると、後で大きなしっぺ返しを受けます。『養生訓』では健康への過信をこう戒めています。

養生の道は、たのむを戒しむ。わが身のつよきをたのみ、わかきをたのみ、病の少《すこ》しいゆるをたのむ。是《これ》皆わざはひの本也。刃《やいば》のときをたのんで、かたき物をきれば、刃折る。気のつよきをたのんで、みだりに気をつかへば、気へる。脾腎《ひじん》のつよきをたのんで、飲食色慾を過《すご》さば、病となる。（巻第二の7）

養生では過信は禁物。自分の強健さや若さを過信したり、病気を軽く見たりするのは、すべて不幸のもとである。刃が鋭いからといって硬い物を斬ると刃がこぼれる。気の強いのを頼んで使いすぎると、気が消耗する。内臓が強いのを頼んで飲食・色欲が過ぎると病いになる、といっています。そして、それを無視していると「つよき人は、つよきをたのみてつつしまざる故に、よはき人よりかへって早く死す」と警告します。

職場の期待に応えなくては、家族のために頑張らなくてはと、自分に課せられた責任を果たすためにどうしても無理をしがちですが、無理は病気につながります。何にしても慎むことは大事で、『養生訓』では慎みは「畏《おそれ》る」ことが基本だといっています。

養生の道は、恣《ほしいまま》なるを戒《いましめ》とし、慎《つつしむ》を専《もっぱら》とす。恣なるとは慾にまけてつゝしまざる也。慎は是《これ》恣なるのうら也。つつしみは畏《おそるる》を以《もって》本とす。畏るゝとは大事にするを云《いう》。（中略）養生の道におゐ《い》ては、けなげなるはあしく、おそれつゝしむ事、つねにちい《ひ》さき一《ひとつ》はしを、わたるが如くなるべし。是《これ》畏《おそる》るなり。（巻第一の37）

養生の道は、気ままを抑えてもっぱら慎むことである。慎みは畏れることが根本であり、畏れることは自分を大事にすることである。養生の道においては勇ましいのはだめで、いつも小さな橋を渡るときのように用心する。それが畏れ慎むことなのです。

養生の「養」には、疲れたから体を休めるという受動的な姿勢ではなく、積極的に健康増進を図っていく意味があります。健康診断の結果で気になる数値が出たら、早めに医師に相談しましょう。運動習慣のない人は、毎日ウォーキングなどの軽い運動をおすすめします。また、趣味の時間を持ったり、休日には日常生活から離れて旅に出たりすることも、心身の養生につながります。

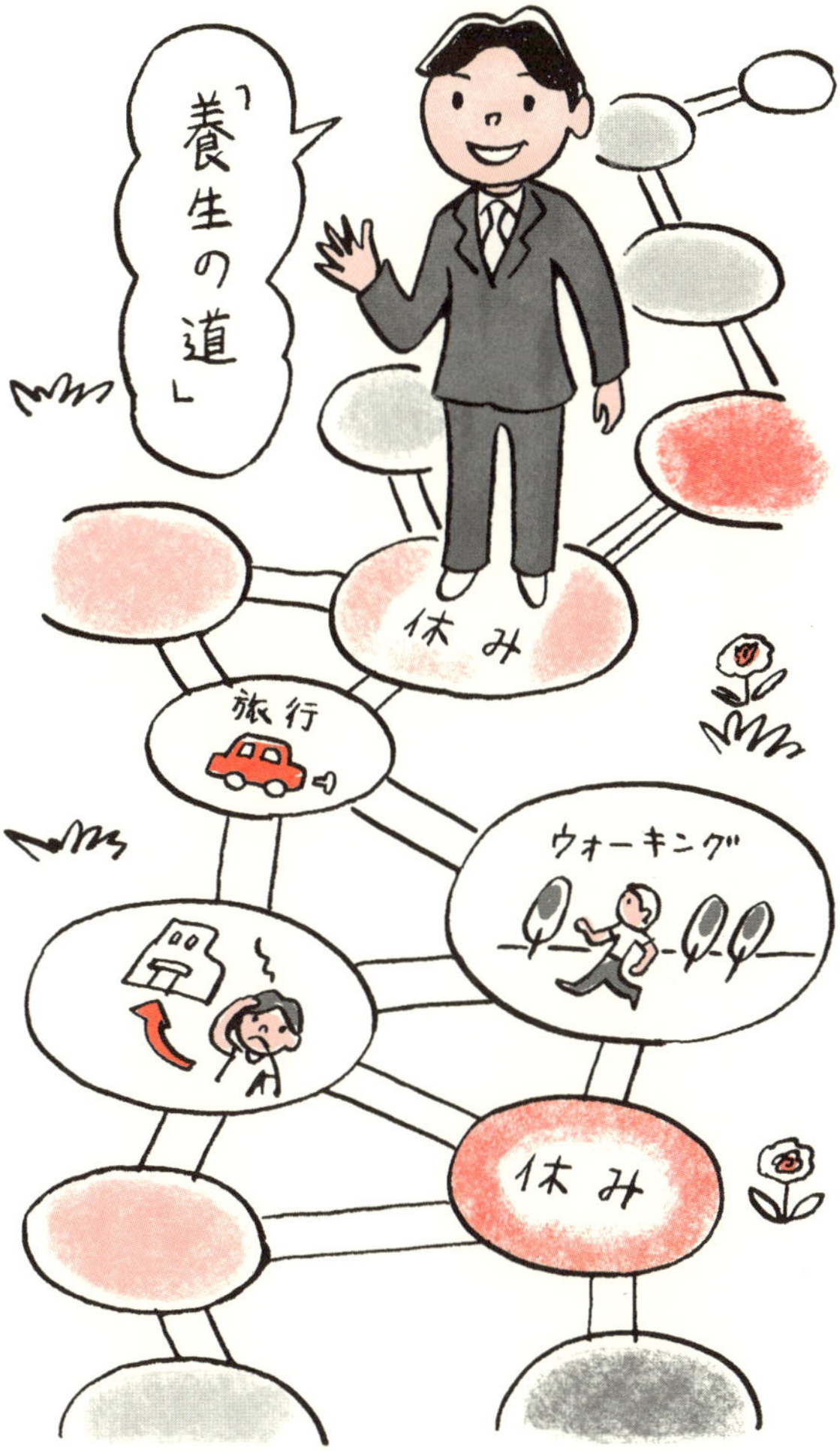
「養生の道」
休み
旅行
ウォーキング
休み

精気の出し惜しみも養生のうち

「四十以上の人は、交接のみしばしばにして、精気をば泄《もら》すべからず」

飲食の欲とともに、養生の大敵だから自制すべきだと益軒が強調するのが、性欲・色欲です。快楽を伴うだけに自制にも努力が必要ですが、この欲望を抑えなければ必ず短命になるといっています。

年若き時より、男女の欲ふかくして、精気《せいき》を多くへらしたる人は、生付《うまれつき》さかんなれ共、下部《げぶ》の元気すくなくなり、五臓《ごぞう》の根本よはくして、必《かならず》短命なり。つゝしむべし。飲食男女は人の大欲なり。恣《ほしいまま》になりやすき故、此《この》二事、尤《もっとも》かたく慎むべし。是をつゝしまざれば、脾腎《ひじん》の真気へりて、薬補《やくほ》、食補《しょくほ》のしるしなし。（巻第四の61）

若いときから性欲が強くて精気を多く減らした人は、生まれながらに体が強くても五臓の根本（腎）が弱くなって、きっと短命になるだろう。この欲を自制しなければ、内臓や腎が病み、薬を飲んでも、食事療法をしても効果がない、ということです。そして、「色慾の方に心うつれば、あしき事くせになりてやまず」と、悪い習慣がつくと取り返しがつかず、身を滅ぼすことにもなるといっています。

「腎」というのは腎臓だけを指しているのではなく、内臓の機能のうち内分泌系、泌尿・生殖器系、免疫系などの機能全体を指しています。いわば人間の生命力、活力の源です。腎でつくられる精気が「腎気」で、これは元気のもとであって若さを維持するエネルギーになります。精気がたくさんたまると、それを放出しようとする衝動が起こります。それが性欲です。若いときは腎気も盛んにつくられますから、性欲も強くなるわけです。それは「種を残す」という生物の本能に基づくものですから、ただ抑制すればいいというものでもありません。それでも、欲望の湧くままに行動していたのでは、体に悪影響が出てしまいます。この精気も加齢に伴って徐々に減っていき、「腎虚」といわれる状態になりますが、これは今でいう老化です。

ですから、いつまでも元気でいたい、若々しくいたいと思うなら、できるだけ腎気を減らさないようにしなくてはなりません。そこで益軒は、『千金方』を引用しながら、性行為における注意を次のように説いています。

四十以上の人は、交接のみしばしばにして、精気をば泄《もら》すべからず。四十以後は、腎気《じんき》やうやく衰《おとろう》る故、泄《もら》さゞれども、壮年のごとく、精気動かずして滞《とどこお》らず。此法行ひやすし。この法を行へば、泄《もら》さずして情慾《じょうよく》はとげやすし。然れば、是《これ》気をめぐらし、精気をたもつ良法なるべし。（巻第四の65）

四〇歳以上の人は交接のみ行って、精気を漏らしてはいけない。四〇歳以後になると腎気が衰えてくるので、放出しなくても、若い頃のように精気が滞って体に悪影響が出る心配はない。こうすれば精気を減らさずに性衝動も解消されるとして、「よい方法である」と結んでいます。これもまた、養生の心得だというのです。

しかし、益軒がすすめる「接して漏らさず」は、医学的には必ずしも健康的な対応ではないかもしれません。接して漏らさずの状態が長時間続くと、睾丸の周囲が充血して炎症を引き起こします。睾丸に何かをぶつけたり、蹴られたりすると悶絶するほどにひどく痛

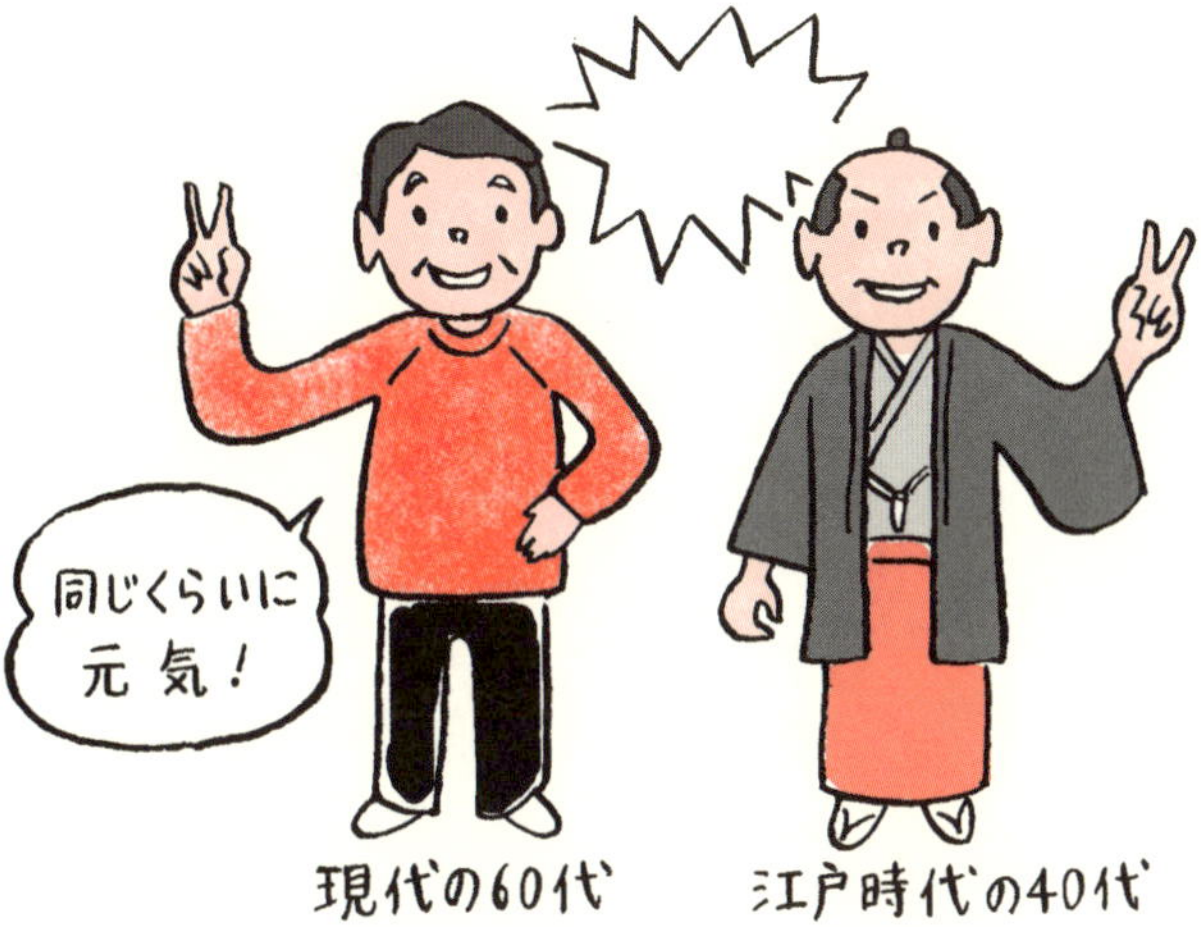
同じくらいに元気！
現代の60代
江戸時代の40代

みますが、これは睾丸を包み込んでいる腹部からの腹膜まで炎症が及ぶためです。接して漏らさずの状態を長時間続けると、同じように腹膜炎を起こして、下腹部を中心とした痛みを引き起こします。これをブルーボールズといったりもします。

栄養の改善や、病気の予防法・治療法の発達で、現代人の老化速度は遅くなっています。江戸時代の四〇歳は今日の六〇歳とも考えられます。ですから、益軒がいう「四十以上の人」は、いまの六〇歳以上だと考えてよいでしょう。益軒自身は二〇歳下の妻と夫婦相愛だったといわれています。接して漏らさないように努力することで、性的に結ばれている時間は長くなります。六〇歳を過ぎて、若い

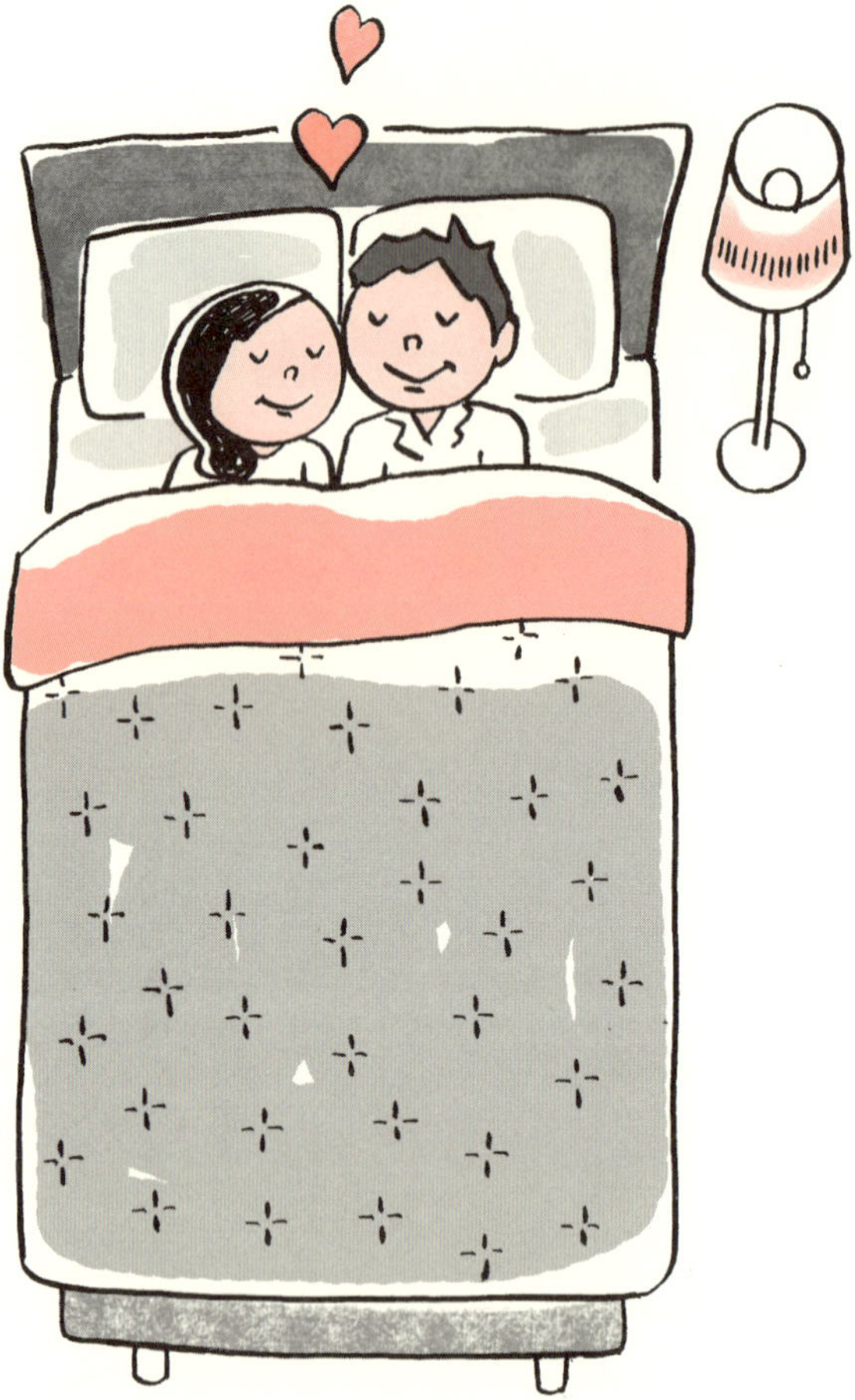

頃とは違った、穏やかな、ふれあいを求めるような性行為には、むしろふさわしいのかもしれません。

健康で人生を楽しむために、自らの性欲をうまくコントロールし、上手につきあっていくことが大切です。しかし、年齢を重ねると男性は勃起不全症（ＥＤ）になり、性生活に支障をきたすこともあります。ＥＤはストレス、喫煙、過度の飲酒などが原因でなります。また、生活習慣病で動脈硬化が進むと、陰茎を通る動脈も硬化して血流が悪くなり、十分な血液が供給されずにＥＤになります。糖尿病では動脈硬化だけでなく、神経障害のために勃起できなくなりますし、脳出血、脳腫瘍、脳外傷、パーキンソン病では、脳からの信号が陰茎に届かなくなってＥＤになることもあります。

ほかにも、前立腺がん、膀胱がん、直腸がんの手術などで、陰茎海綿体の血管や神経を損傷してＥＤになる場合もあります。気をつけなければいけないのが、薬剤性のＥＤです。ＥＤを引き起こす薬剤は数多くあります。特に降圧剤や脂質異常症治療薬です。抗うつ剤や睡眠薬、胃薬やアレルギー治療薬、鎮痛剤などでもＥＤを起こすことがあります。実際にＥＤに至るケースはまれですが、薬を飲み始めてＥＤの症状が出るようであれば、すぐに服用を中止して医師に相談し、他の薬剤に代えてもらうべきです。

快適な睡眠のための提案

「ねぶり多ければ、元気めぐらずして病となる」

健康な心と体を維持するために、十分に睡眠をとることは大切です。とはいえ、睡眠時間を多くとればよいのかというと、一概にそうとはいえません。『養生訓』にも、眠り過ぎるのはよくないと書かれています。

ねぶりをすくなくすれば、無病になるは、元気めぐりやすきが故也。ねぶり多ければ、元気めぐらずして病となる。夜ふけて臥《ふ》しねぶるはよし、昼いぬるは尤《もっとも》害《がい》あり。（巻一の28）

眠りを少なくすれば病気にならないのは、元気がめぐるからである。眠り過ぎると元気がめぐらず、かえって病気になってしまうというのです。ただし、すべての睡眠が悪いのではなく、夜が更け寝床に入って眠るのはよいが、昼に寝るのはよくない、と昼寝を戒めています。益軒が養生の敵とする「内慾」には睡眠の欲も入っていますが、それは夜間の睡眠ではなく、暇にあかして昼寝をしたりすることだと考えればよいでしょう。

たしかに、昼寝などをして眠り過ぎると夜間の熟睡感がなくなり、かえって脳も体も休まりません。かといって、睡眠不足では疲れがとれませんし、精神的にもイライラしたり、注意力が散漫になったりするといった不調が表れることになります。

眠りの深さや最適な睡眠時間は人によって異なります。五、六時間で十分という人もいれば、八時間寝ても寝たりないという人もいるので、よほど極端でなければ、長短はそれほど気にしなくてよいでしょう。朝、気持ちよく目覚めて疲れが残っていなければ、熟睡できていると考えてよいと思います。多くの人の場合、六時間から八時間程度が最適のようです。

一方で、何時間眠っても疲れがとれない、眠った気がしないという人は、注意が必要です。入眠障害や中途覚醒などといった睡眠障害のおそれがあります。

睡眠障害のなかでも近年増えているのが、睡眠時無呼吸症候群（ＳＡＳ）です。ＳＡＳは、睡眠中に気道が狭くなって呼吸ができなくなってしまう病気です。いびきがひどいとか、熟睡感がない、起きたときに頭痛がしているなどの症状があれば、この病気を疑ってみてください。ＳＡＳは生活習慣病と密接な関係があり、放っておくと高血圧、心疾患、脳卒中などを引き起こすおそれがあります。思い当たる症状があれば、なるべく早めに専門の医療機関で検査してもらうことをおすすめします。

では、快適な睡眠をとるためにはどうすればよいのでしょう。通常、人間の体は日中に活動して、夜は眠るようにつくられています。これは、ほぼ二四時間の周期で睡眠や体温、ホルモンの分泌などを調整する体内時計の影響を受けているためです。体内時計は概日周期（サーカディアン・リズム）と呼ばれていますが、老化に伴って変化していきます。年をとるごとに睡眠が浅くなったり、夜間に目が覚めてしまったり、早寝早起きになったりするのは、概日周期が変化したことによるものです。

また、高齢者に限らず、海外旅行で起きる時差ぼけや、夜間勤務などで体調がおかしくなったりするのも、概日周期が乱れるからです。したがって、人間は本来、概日周期のリズムに合わせて行動することが大切なのです。

「日が昇るとともに目覚め、日が沈むとともに眠る」のは、人間の理想的な姿です。朝、太陽の光を浴びることで、体温調節などに効果のあるセロトニンが分泌されて覚醒し、日

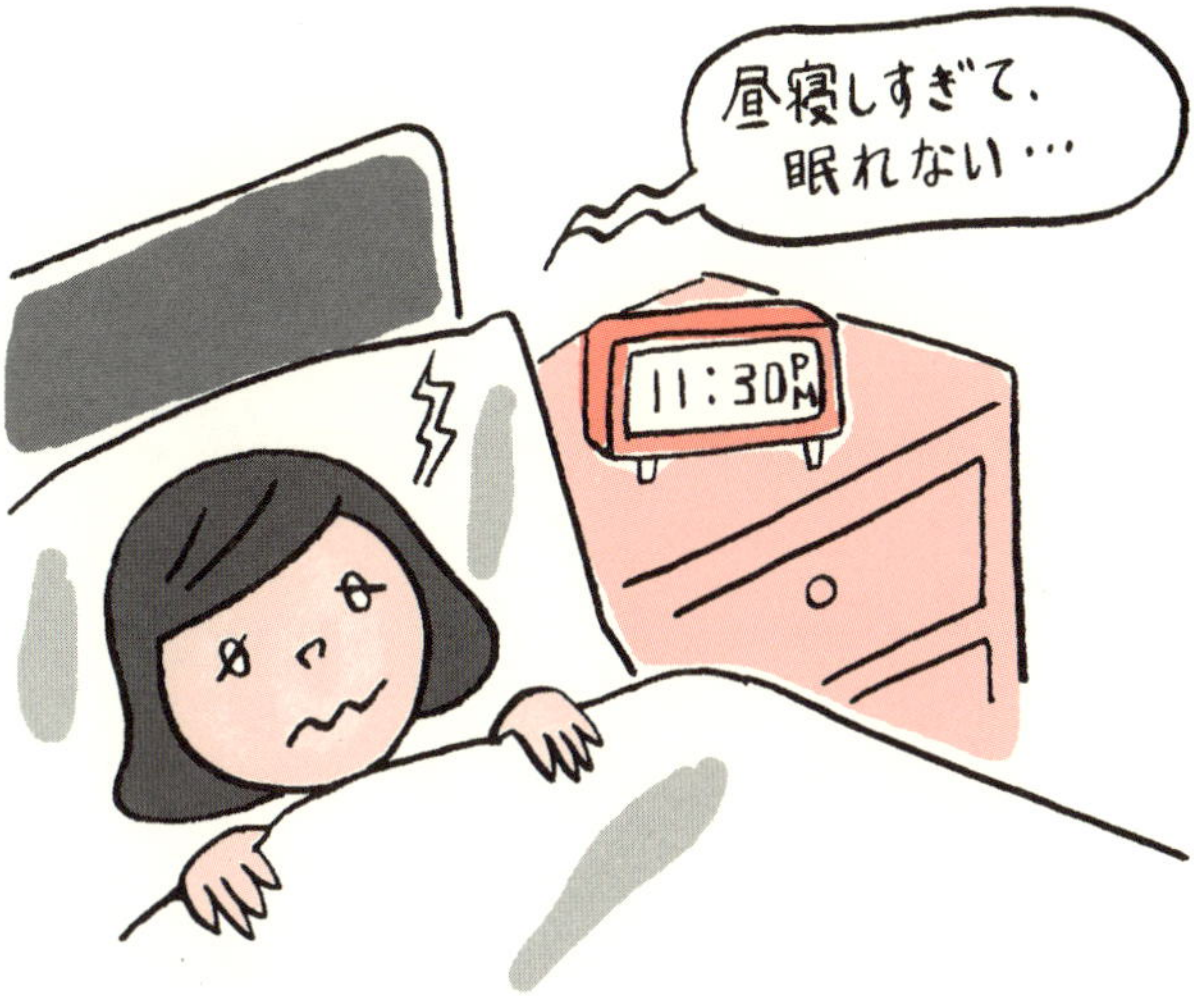

中に仕事をしたり体を動かしたりする活動がスムーズに行えるようになります。そして夜になると、今度は睡眠ホルモンであるメラトニンの分泌が促進され、自然と眠くなって快適な睡眠がとれるのです。

寝床に入る前には、交感神経の緊張を和らげ、副交感神経を優位にすることを心がけましょう。副交感神経はリラックスしているときに働きますから、ゆっくりと入浴するとか、好きな音楽を聴いたりするなど、自分が心地よく眠りにつけるものを見つけるとよいでしょう。お酒を飲むとぐっすり眠れるという方もいるでしょうが、リラックスするためのほんの少量であればよいですが、それ以上になるようなら飲まないほうがよいでしょう。実は、お酒を飲んで寝入ると熟睡できず、睡眠の質が下がってしまいます。

一方、現代では夜間に働く人も多くいます。そうした夜間勤務の人たちは、特にどんなことを心がければよいのでしょうか。

夜間勤務の人たちに多く見られる症状は、不眠です。昼間は交感神経が優位で、体温が上がって脈拍や血圧も上がります。それゆえ活発に活動できるのです。そして、夜になると副交感神経が優位になって体温が下がり、血圧、脈拍も下がって、睡眠に適した体の状態になります。このリズムは夜勤の生活になっても変化しません。そのため夜間勤務では仕事中に眠くなり、朝方に帰宅しても眠れなくなります。不眠が続くと、疲労がとれないために倦怠感が続き、イライラしたり、ふさぎ込んだりするような気分の変化が現れます。これがストレスとなって胃潰瘍や血圧の異常、あるいは心臓病や脳卒中の要因になります。

夜勤の人は帰宅後にぐっすり眠れるよう、夜のリズムに近づけるような生活上の工夫が必要です。夜勤明けのときは、明るい光に当たらないようにすることが重要です。できるだけ日陰を歩き、帰宅後にはカーテンを閉めて、部屋を暗くしてください。寝る直前の食事は好ましくありません。どうしても食べたいときは軽めにしましょう。就寝前に入浴し、ぬるめのお湯にゆっくりとつかると、リラックスして副交感神経が優位になり、眠気を誘います。

そのほか、短い時間でもいいので、機会があればできるだけ仮眠をとり、睡眠不足を補うように心がけてください。

さて、『養生訓』では昼寝を戒めていますが、それが悪いとは一概にはいえません。短時間の昼寝であれば、午前中の活動で疲れた体と脳の働きを休めることになります。昼休みにちょっと寝たら、頭がすっきりした、疲れがとれたという経験もあるでしょう。企業によっては、昼休みの仮眠を奨励しているところもあります。ただし、短時間に限ります。昼間に長時間の睡眠をとると、夜眠れなくなってしまいます。一五～二〇分程度の昼寝であれば、夜の睡眠に影響することはありません。また、夕方になってからの昼寝も夜の睡眠に影響するので、午後三時以降はやめましょう。

ダイエットは年齢に応じたやり方で

「ひかへ過《すご》すと思ふがよきほどなるべし」

「メタボ肥満」には要注意という話を第3章でしましたが（76ページ参照）、中年期以降に、どうしても脂肪が増えてくる大きな原因の一つに、加齢とともに安静時代謝量が落ちてくることがあります。安静時代謝量とは、横になって安静にしているときに使われるエネルギー量のことで、男女ともに年齢が高くなると下がってきます。そしてこれが下がってくると、若いときと同じ量を食べ、同じだけ活動していても、消費されるエネルギー量が少ないので、そのぶん脂肪がついてしまうのです。

安静時代謝量が下がるのは、筋肉の量が下がるからです。加齢とともに筋肉量が減り、脂肪が増えてしまうため、どうしてもメタボ体型になりがちなのです。それを防ぐためには筋肉の量を維持すること、つまり運動をすることが大事であり、同時に、食べるものに気をつけることが必要なわけです。

『養生訓』でも食べ過ぎの弊害と運動の重要さについては、何度も繰り返し述べられていますが、そのなかに次のような一節があります。

俗のことばに、食をひかへすごせば、養たらずして、やせおとろふと云《いう》。是《これ》養生不レ知人の言也。欲多きは人のむ《う》まれ付《つき》なれば、ひかへ過《すご》すと思ふがよきほどなるべし。（巻第三の14）

益軒のこの指摘に、耳が痛い人もいることでしょう。彼は、食事を控え過ぎると栄養不足でやせてしまうというのは、養生を知らない人のいうことだ。人間はもともと欲が深いのだから、控え過ぎと思えるくらいがちょうどよいのだ、というのです。

「これじゃあちょっと減らしすぎかな」と思うぐらいがちょうどいい、というのは食事ダイエットの要諦かもしれません。

ただし、それは年齢にもよります。前にもいいましたが、高齢になるとやせすぎや栄養不足が問題になってきます。具体的には、六〇代を過ぎて七〇代にさしかかったら、無理に減量したり、食事を控えたりするのは、かえって危険だと考えてください。

六〇歳以上になると、筋肉の減り方が激しくなります。したがって体脂肪を落とすために減量したつもりが、たんぱく質まで不足して筋肉が落ち、やせ過ぎてしまうことになります。とくに男性の場合は、四〇歳ぐらいからついていた内臓脂肪も六〇歳を過ぎると減ってきます。その結果やせ過ぎになってしまうこともあるので注意が必要です。そして七〇歳以上では、病気やケガをしたときに必要な予備力を確保しておくためにも、脂肪は多少多めについていたほうがよいのです。

ですから高齢者にとっては、「控えすぎるぐらいがちょうどよい」というのは、当てはまりません。ある年齢になったら肉や魚、牛乳などから、良質なたんぱく質をきちんととるようにしてください。

一方、女性は四〇代から八〇代までの間、加齢とともに脂肪の量が増えいくというデータがあります。だったら、ずっとダイエットが必要なのではないかと思われるかもしれませんが、もともと男性より筋肉量が少なく、脂肪が増えたぶんさらに筋肉が落ちやすくなるので、高齢になってからのダイエットはやはり控えたほうがよいのです。

もちろん、体の老化には個人差がありますから、六〇代になってもすこぶる元気で、むしろ中年世代と同じと考えたほうがよい人もいます。それでも、七五歳を過ぎるようになると、ほとんどの人が体力も、病気への抵抗力も落ちてきます。

したがって、四〇～七五歳の間は体脂肪のつき過ぎに注意すること、七五歳を過ぎたら無理に体脂肪を減らすのは避けること、と年代に応じてスイッチを切り替えるようにしてください。ただし、糖尿病や高脂血症などの持病があって、カロリー制限、食事制限をされている方はまた別です。そういう方は、きちんとかかりつけ医に相談して、適切な食生活を送るようにしてください。

それから、中高年のダイエットについても、少し触れておきましょう。中高年になって、生活習慣病予防のためにダイエットを心がけるのはよいことです。しかし、そこにも落とし穴があります。リバウンドです。せっかくダイエットでやせても、油断すると元に戻ってしまうのがリバウンドです。ときには、以前よりも太ってしまうことすらあります。なぜそうなってしまうのでしょうか。

ダイエットを行って体重が減るとき、脂肪とともに筋肉も落ちています。しかし、リバウンドで体重が増えるときには、運動をしていなければ筋肉は増えず、脂肪だけがついてしまうのです。脂肪組織はエネルギー消費量が少ないため、ダイエット前と同じ量の食事でもカロリー過剰となり、体重を増やすことになります。また、ダイエットによって急激に体重が減ると、体が甘いものやエネルギー効率のよい脂肪を好むようになり、かえって脂肪がつきやすい体質になってしまいます。

このようにダイエットとリバウンドを繰り返すことを、ウエイト・サイクリングといいますが、そのたびにより太りやすい、リバウンドしやすい体質になっていきます。その結果、ダイエットをしないでいるよりも、体に悪影響を及ぼすことになります。

また、急激にやせようとすると栄養摂取が極端に減って、健康に障害をきたすこともあります。無理のないダイエットの目安は、一週間で五〇〇グラム、一カ月で二キログラムまでの減量だといわれています。

摂取カロリーは減らすけれども、ビタミンやミネラル、たんぱく質の摂取が減らないようにするには、野菜を中心とした食事ダイエットが有効です。穀類などの主食を減らして、まずはサラダや主菜を先に食べるというような工夫をしてください。また、食事を減らすだけのダイエットでは筋肉も減ってしまうので、ウオーキングなど適度な運動を同時に行うことが必要です。

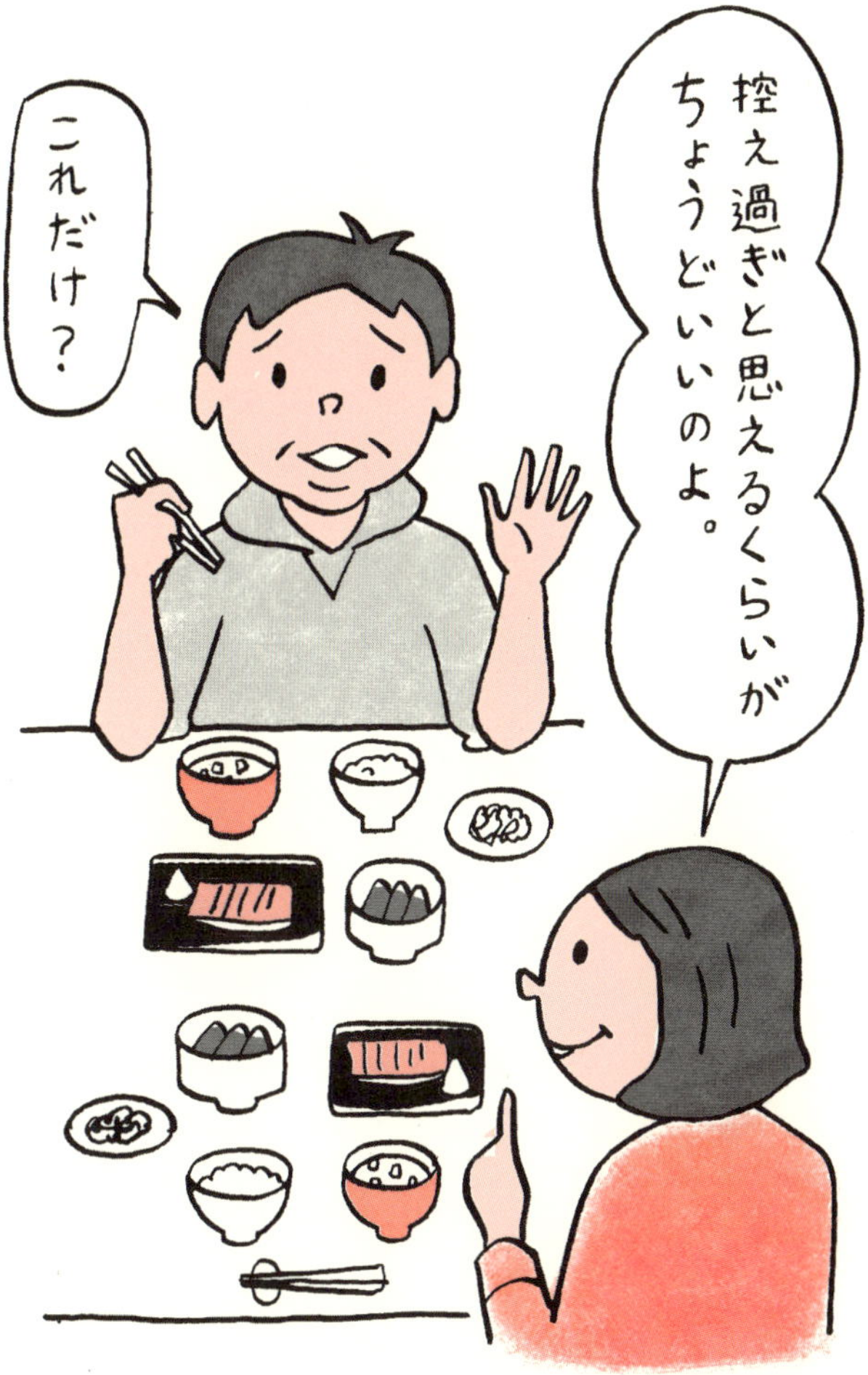
控え過ぎと思えるくらいがちょうどいいのよ。
これだけ？

感染症から体を守るために大事なこと

「外境いさぎよければ、中心も亦是にふれて清くなる」

日本が世界有数の長寿国だということはよく知られていますが、その大きな要因の一つに、日本人の「清潔好き」が挙げられると思います。

日本では多くの人がほぼ毎日お風呂に入りますが、欧米をはじめとする諸外国で、同じような生活習慣を持つところはほとんどありません。また、温水洗浄便座がこれほど普及しているのは、先進国でもめずらしいことでしょう。

開発途上国では、水道設備が十分に整備されていないところが非常に多いので、お風呂に入ったり、シャワー浴びたりすることも満足にできない環境にいる人がたくさんいます。入浴や洗濯などに使う生活用水のみならず、体内に直接入れる飲み水までもが、清潔とはいえない状態です。水の問題だけでなく、近年、深刻度が増している大気汚染は、中国やインドだけでなく多くの国々で問題となっています。残念なことに、こうした環境の不衛生が感染症を引き起こす細菌を増殖させ、子どもたちや病人、高齢者の命を奪っているのです。環境を清潔にすることの大切さを、『養生訓』ではこういっています。

外境いさぎよければ、中心も亦是にふれて清くなる。外より内を養ふ理あり。（巻第二の67）

周りの環境が清潔であれば、体の内側も自然と清潔になる。身の回りを清潔にすることは養生の助けになる。日本人はこの言葉どおり、環境を整えることで世界屈指の長寿の国になったのかもしれません。

ところで、ピロリ菌という菌をご存じでしょうか。胃の中に住み着くことが多い細菌で、近年この菌の感染が胃がんや胃潰瘍、十二指腸潰瘍の発症要因であることが判明しました。ピロリ菌の保有者は世界中にいますが、とくに開発途上国など衛生環境の悪いところに多くいます。ところが、日本でも四〇代以上の人たちのなかに、この菌を保有する人が多くいるのです。センターの調査では、五〇代以降になると五〇％以上の人がこの菌の抗体を保有しており、感染した経験があることがわかりました。

この年代にピロリ菌が多いのは、子ども時代の食生活や住環境がまだまだ不衛生だったことが原因だと思われますが、同世代に限らず、生野菜などはよく洗って食べる、落ちたものは食べないといった、当たり前のことに気をつけて菌を培養しないように注意しなくてはなりません。

ピロリ菌を保有していると胃の病気にかかることが多く、自然治癒がほとんど見込めない細菌です。保有が確認された場合はぜひ医師に相談して除菌しましょう。抗生剤などでピロリ菌を除菌する治療は、胃潰瘍、十二指腸潰瘍の再発予防や胃がんの予防に有効だと考えられますが、これまでは胃潰瘍や十二指腸潰瘍、早期胃がん、胃のリンパ腫などに罹患している場合にのみ健康保険の対象とされ、それよりも症状が軽いものの頻度が高い慢性胃炎での除菌治療は、保険対象外になっていました。しかし、二〇一三年（平成二五年）の二月二一日から、ピロリ菌の感染による慢性胃炎を治療するために胃の中のピロリ菌を除菌する場合にも、健康保険が適用されるようになりました。除菌が成功すれば、再感染の可能性は低いといわれています。

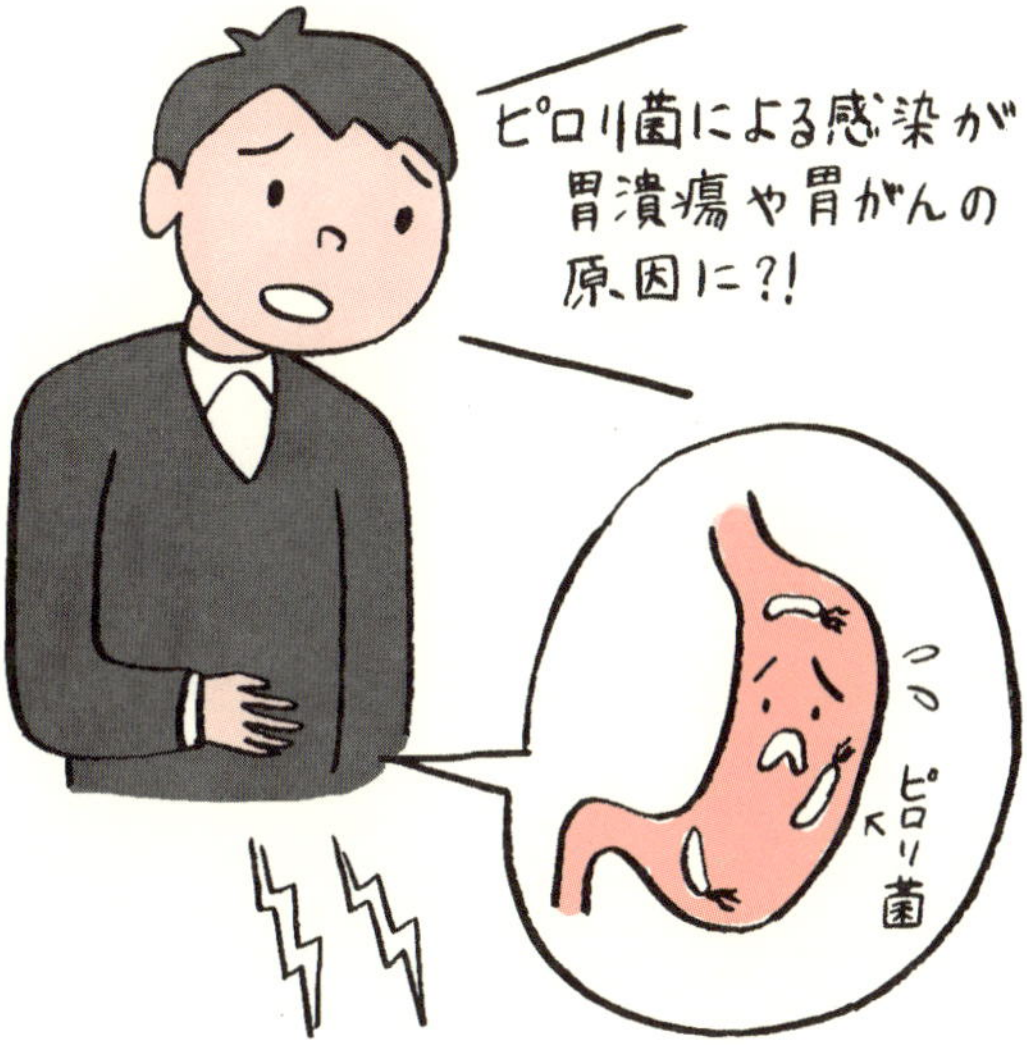

ピロリ菌以外にも、肝炎ウイルスが肝臓がんを引き起こしたり、乳頭腫ウイルスが子宮頸がんの引き金となったり、ここ数年急増している新型肺炎（ＳＡＲＳ）で呼吸不全を起こしたりと、感染症の脅威は恐ろしいものです。きちんと手洗いをする、うがいをする、入浴する、日々掃除・洗濯をするなど、ちょっとした習慣が感染症の予防につながります。清潔を保つ習慣を身につけることこそ大切です。

他方で、日本人の清潔志向がアレルギー性疾患を増やしているという意見もあります。不衛生な環境下ではさまざまな外来物質にさらされるため、自然と免疫ができてアレルギーが起きることは少ないですが、あまりに清潔な環境で幼少期を過ごすと免疫力がつかず、大きくなって外来物質にさらされたとき、それが引き金になってアレルギー反応を起こしやすくなるというのです。

しかし、体を清潔に保つことと、外来物質から隔絶されることとは、必ずしも同じではありません。さまざまな種類のものを食べる、いろいろな場所に行く、海外旅行をするなど、何にでもトライして自分の体をさまざまな環境にさらしてみる。そうすることでアレルギーを予防できるのではないかと、私は思っています。

子どもの頃に犬や猫などのペットを飼ってふれあっていると、アトピーなどのアレルギー疾患にかかる率が低くなるという報告もあります。ペットは必ずしも清潔ではありませんが、動物とのふれあいは、子どもの心を豊かにするだけでなく、体の抵抗力も高めてくれるのです。

第6章

健康で朗らかな長寿のために

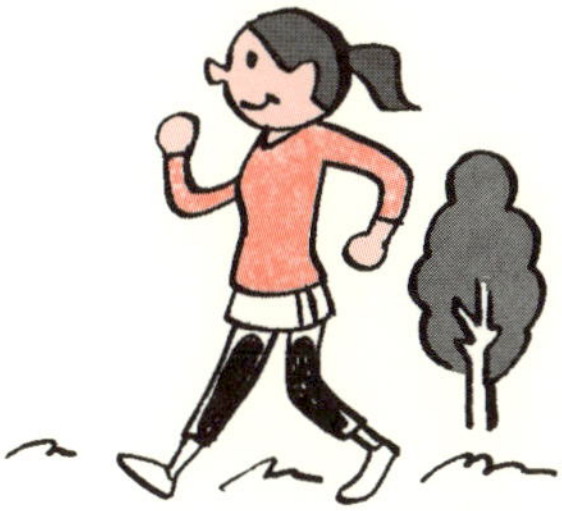

気力がないと老化も早い

「百病は皆気より生ず」

高齢になったら顔や首のシワが増えて、膝や腰が痛くなったり、物忘れがひどくなったり……。年をとることは悪いことばかりのように思われがちですが、けっしてそうではありません。たしかに、老化によって外面的な変化や衰え、体の不調が目立ってはくるでしょう。しかし、年齢を重ねることによって高まるものもあります。

たとえば知識や語彙の量などは、若い頃よりも格段に多くなっているでしょうし、思考力や判断力も年齢を重ねるほどに高まります。それらは言葉と同じように、経験によって培われるものだからです。また、家族が増えたり、友人・知人が増えたりと、人とのつながりもずっと広がっているはずです。年をとることには、そういうよい面も多くあるのです。だれにとっても老いは避けられないものですが、心の持ち方次第で、よくも悪くも考えられるのです。

よく「病は気から」といいます。『養生訓』でもこういっています。

百病は皆気より生ず。病とは気やむ也。故に養生の道は気を調《ととのう》るにあり。（巻二の47）

病気というのは文字どおり気が病むことだから、気をととのえることが養生では大事だといっているのですが、これは「老」についてもいえることです。気力がなくなると老けるのも早くなります。「老いも気から」なのです。

老化の進み方は個人差が大きく、年をとるごとにそれが拡大していきます。差が生じるのは遺伝的な要因に加えて、環境や生活習慣が大きくかかわっています。たとえば栄養バランスのとれた食生活をしているか、日常的に運動を行う習慣があるか、ストレスをため過ぎないように休養をとっているか、といったことが老化の進行に大きく影響することが知られています。

九〇歳になっても現役で働き、社会に貢献している人がいる一方で、七〇歳にも満たないのに老け込んで、身の回りのことはすべて他人まかせという人もいます。その違いはどこから出てくるのでしょうか。私は「気力」によるものが非常に大きいと思っています。

では、どうすれば年をとっても気力を持ち続けられるのでしょうか。医学的見地から少し考えてみましょう。気力は性ホルモンと関係しているといわれています。

女性ホルモンは肌や髪のツヤをよくするといわれており、女性らしい曲線のついた肉体をつくる働きがあるだけでなく、動脈硬化や骨粗鬆症を防ぐ作用もあって、女性の健康維持に重要な役割を担っています。女性ホルモンのエストロゲンは卵巣から分泌されますが、その分泌量を調整する中枢が、脳の視床下部です。ここは自律神経をコントロールする部分でもあって、ストレスや不規則な生活で自律神経のバランスが崩れると、女性ホルモンの分泌の調整もうまくいかなくなるのです。

逆に、明るく楽しい気持ちになって自律神経が元気になると、女性ホルモンの分泌が活発になります。よく、恋をすると女性は美しくなるといわれますが、恋愛は脳内の伝達物質である、ドーパミン、セロトニンの分泌を促します。ドーパミンは喜びを感じさせ、幸福感を増進させる作用があります。またセロトニンには心を安定させる作用があります。恋愛をすると明るい気分になって、笑顔が多くなり、感情が豊かになります。こうした変化で情動の中枢である視床下部が活性化されて、女性ホルモンの分泌が増えるわけです。

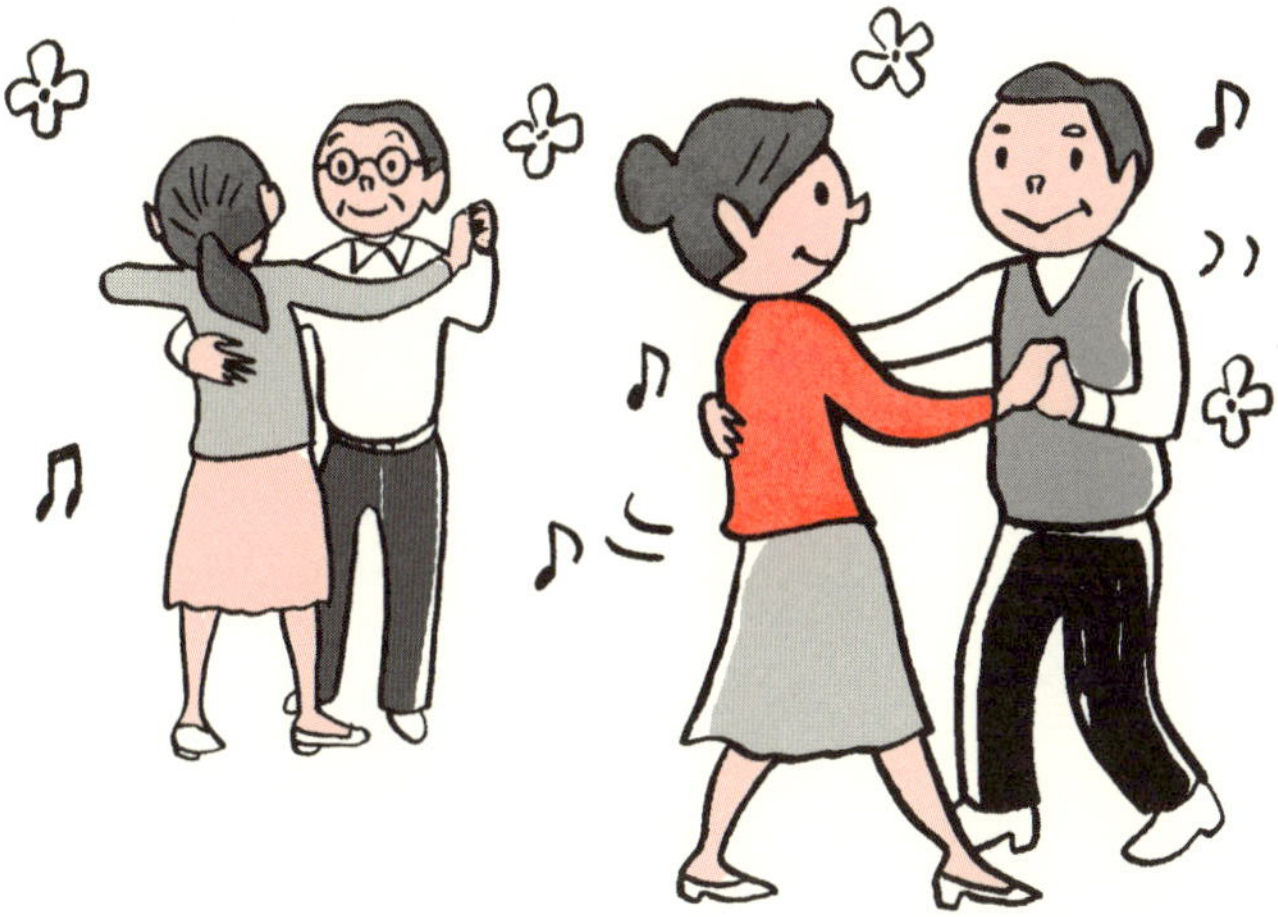

恋愛は、女性の健康に重要な役割を果たすのです。
　そして、閉経によって月経が止まると同時に、エストロゲンが卵巣から分泌されなくなります。この女性ホルモンの急激な変化によって、ほてりやのぼせ、動悸、めまい、不眠、しびれ、肩こり、発汗といった更年期障害の症状が現れ、体がだるい、気分が沈む、やる気が起きないなど、気力の減退も顕著になります。また、骨粗鬆症や高血圧症、糖尿病、脂質異常症などの生活習慣病にもかかりやすくなります。
　一方、男性の精巣でつくられる男

性ホルモンのテストステロンには、生きる活力を増進して、元気をつける、気持ちに張りを持たせるといった精神面への作用があります。また、筋肉を増やし、骨を丈夫にする肉体面への作用もあります。さらに、テストステロンは性欲と強い関連があります。男性でも女性でも、テストステロンが多ければ性欲が強くなりますし、性的な刺激でテストステロンの分泌が増加します。健康で人生を楽しむためには、テストステロンが欠かせないのです。

このテストステロンも加齢とともに減少し、それに伴って男性更年期障害が出現します。女性の更年期障害と同じような症状が出ますが、うつ症状や性的能力の減退が特徴的に現れます。また、筋肉が減って、メタボリック・シンドロームにもなりやすくなります。ただ、男性の場合は個人差が大きく、七〇歳を過ぎても四〇代のホルモンレベルの人がけっこういるのが特徴です。

男性ホルモンの分泌は、女性ホルモンと同様に視床下部の影響を受けています。したがって、視床下部の働きが悪くなるようなストレスや睡眠不足などの生活の乱れが、男性ホルモンの分泌を低下させる可能性があります。また、男性ホルモンの原料であるコレステロールが極端に低下するようなダイエットは、男性ホルモン量を低下させます。逆に肥満では、脂肪組織で男性ホルモンが女性ホルモンに変えられてしまうために、男性ホルモン量が減ってしまいます。

ちなみに、女性も腎臓の上にある副腎から男性ホルモンが分泌されますが、脂肪組織で女性ホルモンに変わるため、閉経しても女性らしさが保たれるのです。

男性の場合も女性と同じく、恋愛や性的な刺激によって視床下部が活性化され、性腺刺激ホルモンの分泌が多くなり、それが精巣を刺激して男性ホルモンの分泌を促します。また、筋トレのような筋肉を鍛える運動は、男性ホルモン量を増加させます。

ただし、激しく動き回るような運動はかえってストレスの原因になり、男性ホルモンを低下させてしまいます。若いころはスポーツマンだった人が、中年期になって仕事が忙しくなり運動から遠ざかることは、男性ホルモンが減る大きな原因になります。運動選手が必ずしも長生きではないことも、そうした理由によります。

つまり女性も男性も、ストレスをためないようにし、規則正しい生活を送ること、やせ過ぎ、太り過ぎにならないように食生活に気をつけ、適度な運動を行うことで性ホルモンが増加し、前向きで明るい気持ちになって、健康が保たれるのです。

家に閉じこもってしまうと人との接触が少なくなり、運動不足になります。年を取っても積極的に社会とのかかわりを持つことが必要です。仕事をしたり、ボランティア活動をしたり、同好サークルに入って運動をしたり、という活動的な生活を送ることで「気力」が高まり、心も体も元気になるのです。

さらに恋愛ができるようであれば、楽しい老齢生活になることは間違いありません。日本には儒教文化の影響が残っていて、欧米のように人前で男女が腕を絡めあったり、手をつないだりすることを恥ずかしがります。とくにいまの高齢者には、そうした意識が強いようです。しかし、そうした小さなふれあいで人の温かさを感じることは、とても大事なことだと私は思います。

その意味で、高齢者におすすめしたいのが社交ダンスです。激しい動きがないので、七〇代、八〇代の人でもできます。適度な運動になって、なおかつ異性とふれあえる、これは、若さを保つ秘訣だと私は思っています。

老いは避けられないものです。しかし、その老いと上手につきあい、自分らしく元気に生きていくことは不可能ではありません。

情熱を失ったとき、人は老人になる

「人の身は百年を以て期《ご》とす」

「老人」の定義が、昔とはずいぶん変わったような気がします。四〇～五〇年前の六〇歳といえば、赤いちゃんちゃんこを着て還暦のお祝いをしてもらい、定年退職した後は盆栽をいじりながら余生を楽しむ、というイメージでした。もちろん、そこから二〇年、三〇年と生きる人もいましたが、六〇歳を過ぎたら「お年寄り」として周りも扱いました。

『養生訓』にはこういう記述があります。

人の身は百年を以て期《ご》とす。上寿《じょうじゅ》は百歳、中寿は八十、下寿《か》は六十なり。六十以上は長生なり。（巻第一の18）

人間は一〇〇歳が寿命で、上寿は一〇〇歳、中寿は八〇歳、下寿は六〇歳。六〇歳以上の人は長生きだといえる、ということです。江戸時代の六〇歳は、今日では八〇歳ぐらいに相当するのでしょうか。ちなみに上寿、中寿、下寿とは、長寿を三段階に分けた場合の呼び方で、上寿は紀寿、百寿などともいわれます。

ひるがえって、いまの六〇歳はどうでしょうか。高齢社会になって、現役で仕事を続ける人が多いですし、ファッションにしても、赤いちゃんちゃんこならぬ赤いセーターやジャケットを、普段から着こなしている方が多くいます。

老人の定義そのものも多様化してきています。WHO（世界保健機関）では六五歳以上を老人としていますし、二〇〇八年まで「老人保健法」と呼ばれていた「高齢者の医療の確保に関する法律」では、六五歳から七四歳までを前期高齢者、七五歳以上を後期高齢者としています。

制度や法律上では六五歳以上を高齢者としているものが多いようですが、人々の意識はどうでしょうか。内閣府が二〇〇四年（平成一六年）に二〇歳以上の男女を対象に行った「年齢・加齢に対する考え方に関する意識調査」では、「およそ七〇歳以上」を高齢者だと思う人が四八・七％で、六〇歳以上、六五歳以上を高齢者とする一八％を大きく上回っています。

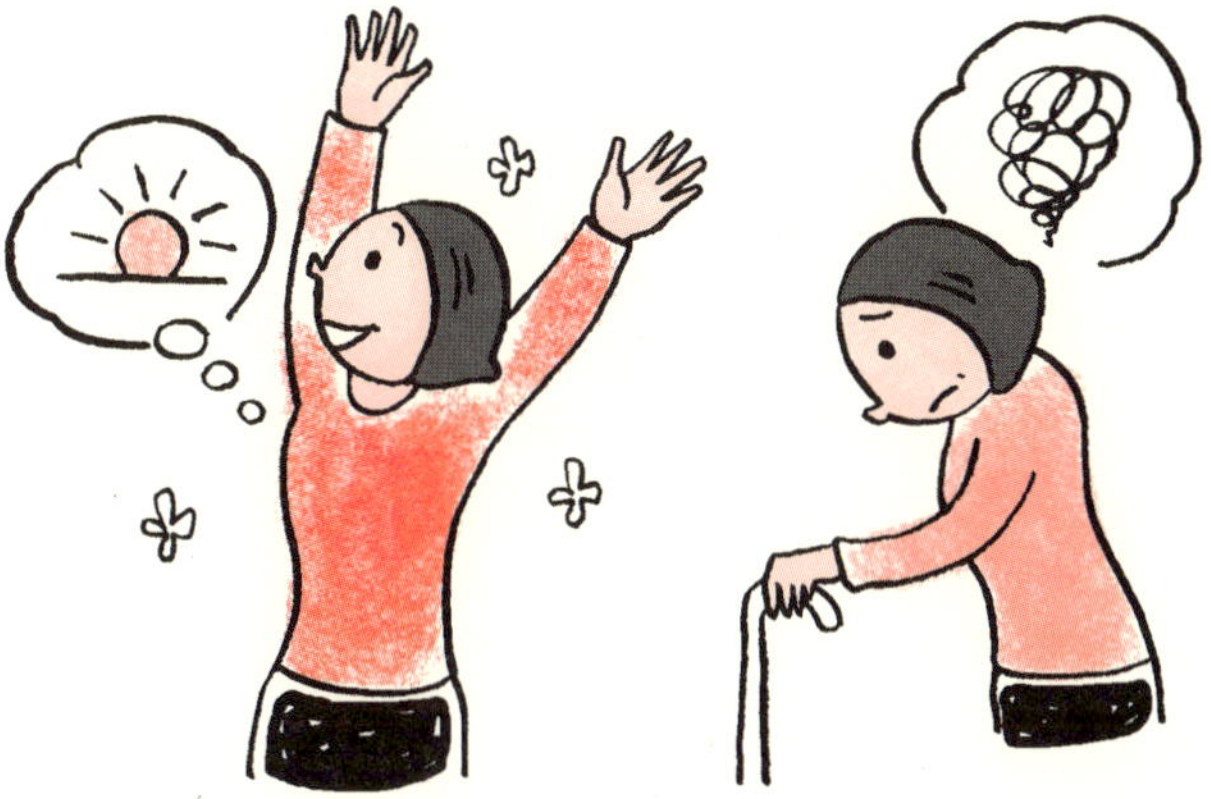

老人かそうでないかを判断する第一の要素は、なんといっても見た目でしょう。白髪も少なく、腰もしゃんとしている人を、「おじいさん」「おばあさん」とはなかなかいいません。第5章でも述べましたが、見た目が若い人は体も若いのです。体が若いというのは、生理機能や運動機能が平均よりも優れているということです。

生理機能や運動機能から見たその人の年齢を「生物学的年齢」といいますが、それが若い人は見た目も元気です。つまり、気力が充実しているわけです。年をとってもきれいでいたい、若く、美しく見られたいと思う人は、そのために生活面で何らかの努力をしているはずです。それができるのは、もっと元気でいたい、まだまだやりたいことがある、といった気力を持っているからではないでしょうか。

自分はもう高齢者だ、こんなに年老いてしまった、と考えるようになったときに、その人は「老人」の仲間入りをするのかもしれません。そういえばアメリカの詩人、サミュエル・ウルマンの『青春』という詩には、こういう一節があります。

「年を重ねただけで人は老いない。理想を失う時に初めて老いがくる。歳月は皮膚のしわを増すが情熱を失う時に精神はしぼむ」（岡田義夫訳）

瀬戸内寂聴さんは一九二二年（大正一一）生まれ。九〇歳を超えても元気に活躍なさっていて、脱原発を求めてハンガーストライキまでしています。講演を積極的に行って、笑うことの大切さを多くの人に説いています。

二〇一一年（平成二三）に一〇〇歳を迎えられた日野原重明さんは、いまも聖路加国際病院理事長として、日々診療にあたられています。予防医学の重要性を説き、日本で最初に人間ドックを開設しました。終末期医療や老年医療の普及・発展に尽くすなど、多方面で活躍されています。健康で長生きをして、いつまでも社会に貢献できるということは、すばらしいことだと思います。

毎日を楽しみながら暮らす

「喜楽して、あだに、日をくらすべからず」

　大人になると子どもの頃に比べて、時間が経つのが早いように感じるという話をよく聞きます。たしかに、小学校のときの夏休みの一カ月はとても長く感じたのに、大人になってからの一年はあっという間に過ぎていく、それも年を追うごとに早くなる、と思ったことはないでしょうか。

　なぜそう感じるのか、いろいろな説があります。たとえば、子どもは大人に比べて心拍数が多いので、同じ二四時間でも長く感じるというもの。あるいは、同じ一年でも、一〇歳の子どもにとっては人生の一〇分の一だが、七〇歳の大人にとっては七〇分の一。したがって一〇歳の子どもにとっての一年間は、七〇歳の大人にとっての七年分に相当し、年をとればとるほど一年が過ぎるのが早く感じられる、という説などです。これと同じようなことが、『養生訓』にも書かれています。

老後は、わかき時より月日の早き事、十ばいなれば、一日を十日とし、十日を百日とし、一月を一年とし、喜楽して、あだに、日をくらすべからず。つねに時日をお《を》しむべし。（巻第八の4）

年をとると若いときの一〇倍に相当する早さで月日が過ぎていくから、一日を一〇日とし、一〇日を一〇〇日とし、一月を一年として楽しんで、毎日を無駄に過ごさず、つねに時間を大切にしようといっています。

大人になると時間が早く経つように感じるもうひとつの理由は、脳は新しい情報を処理することに慣れておらず、時間がかかるため、日々新しいことを体験する子どもは時間が経つのを遅く感じるが、大人になると新しい情報を受け取ることが少なくなり、情報処理もルーティン化して脳が慣れ、処理速度が速くなるため時間が経つのも早く感じるというのです。

たしかに年をとると、新しいことを体験したり、知ったりする機会は若い頃より少なく

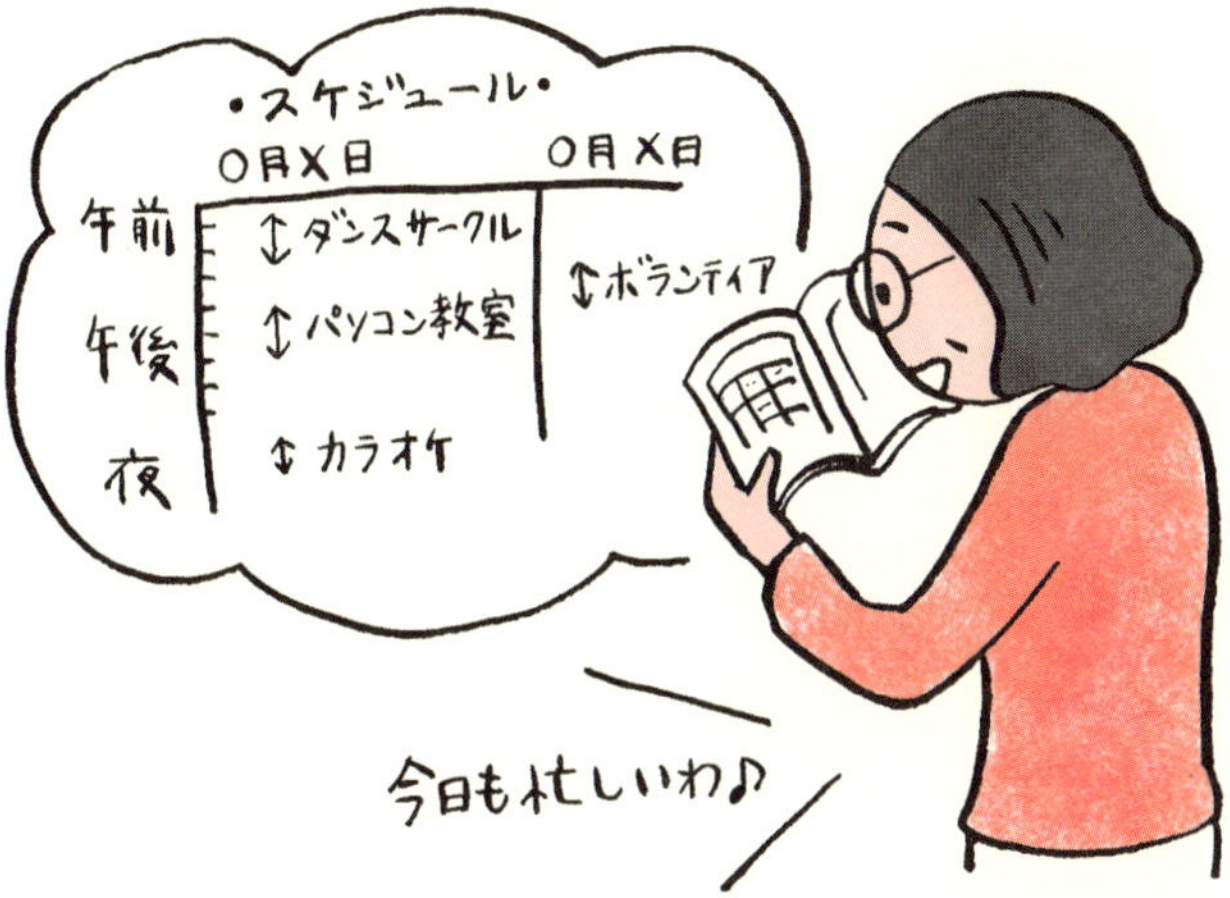

なります。仕事をリタイアしたり、体の不調から外に出る機会が少なくなったりすると、さらにその傾向が強くなります。また、若いときには旺盛だった好奇心も、いつしかその意欲が減退してしまいます。すると、毎日の生活が同じことの繰り返しになり、ますます時間が経つのが早くなって、一年、二年があっという間に過ぎるように感じてしまうのです。

　しかし、これを逆に考えれば、年をとってからも新しい情報を積極的に取り入れたり、新しい経験にチャレンジしたりする人は、若い頃と同じように時間が経つのが遅くなり、充実した時間を過ごすことができるようになるはずです。

朝起きてご飯を食べ、テレビを見て、お昼ご飯を食べて、テレビを見て、またご飯を食べて寝るという一日と、午前中はボランティアに出かけ、午後はスイミングで、夜は友人とカラオケを楽しむという一日とでは、受け取る情報にも刺激にも大きな違いがあります。どちらが心も体も老いずに暮らしていけるか、一目瞭然でしょう。

『養生訓』ではこうもいっています。

貧賤《ひんせん》なる人も、道を楽しんで日をわたらば、大なる幸なり。しからば一日を過《すご》す間も、その時刻永くして楽《たのしみ》多かるべし。いはんや一とせをすぐる間、四《よつ》の時、お《を》り〳〵の楽《たのしみ》、日々にきはまりなきをや。如レ此にして年を多くかさねば、其楽《たのしみ》長久にして、其しるしは寿《いのちなが》かるべし。（巻第二の18）

要約すれば、貧しい人でも、四季折々、日々の変化を楽しみながら年を重ねていけば、幸せな長寿になることは間違いない、ということです。年をとったらそれなりに体の不調も出てきますが、気持ちだけは前向きにして、自分なりの楽しみや生きがいを持ち、一日一日をいきいきと暮らしていれば、自然と元気に長く生きられるのです。

知的活動のすすめ

「学問の長進する事も、知識の明達なる事も、長生《ながいき》せざれば得がたし」

「物忘れがひどくなった」「記憶力が衰えた」とは、高齢者がよく口にすることです。たしかに加齢とともに脳も老化するので、記憶力は徐々に衰えていきます。しかし、記憶力は衰えても、判断力やコミュニケーション力など、年をとったからこそ伸びていく能力もあります。

ちょっと難しい話になりますが、知能には二種類あります。一つは動作性知能あるいは流動性知能といわれる、計算をしたり、数字を記号に置き換えたりといった、情報を素早く処理して何かを生み出すような知能です。もう一つは、言語性知能あるいは結晶性知能といわれる、言語的な知識の蓄積と、知識に基づく判断力、獲得した知識を割り当てて組み立てるような知能です。

流動性知能は数学者のように、問題を解決するための方法を自分でつくり出して解決していく能力であり、若いときには優れているのですが、加齢とともに衰えていきます。一方、結晶性知能は過去の経験や学習によって得られた判断力であり、経験や知識が結晶化したものといえます。これは知識の蓄積により能力が高まっていくので、アルツハイマー病などの疾患がない限り、生涯にわたって発達し続けます。

ですから、結晶性知能が活用できる英語など外国語の習得では、高齢者ほど有利な点があるのです。高齢者には、語彙の豊富さや言葉の用法など、長く生きてきたからこそ蓄積されている知識があります。これまでの人生で培ってきた知恵や知識の結晶を人のためにも自分のためにもぜひとも役立てたいものです。

また、外国人との交流には欠かせないコミュニケーション力なども、これまでの経験から身についていています。ですから、高齢者にとって外国語を学ぶことは、頭を使うだけでなく、自分の能力を生かすことにもつながります。

その一方で、計算能力や短期的な記憶力は、年をとるとどうしても衰えてしまいます。「脳トレ」の百ます計算などで鍛えようと努力しても、なかなか改善はむずかしいようです。一時的に改善したように見えても、すぐに戻ってしまうからです。認知症予防にすすめる

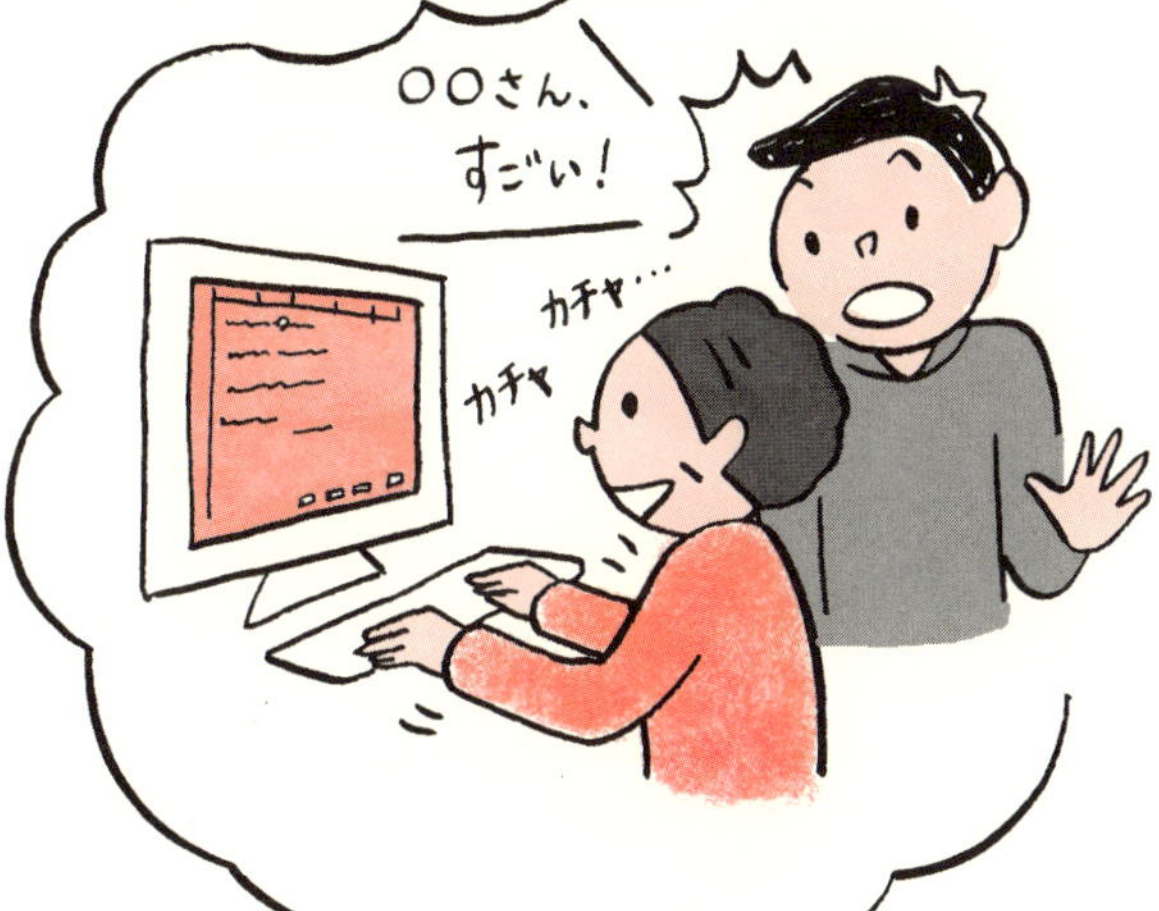
○○さん、
すごい！
カチャ…
カチャ

向きもあるようですが、その効果はあまり期待しないほうがよいでしょう。

高齢者には人生の経験の積み重ねによる判断力や、豊富な語彙による表現力など優れた能力があるのですから、そちらの能力を伸ばすようにするほうが、充実感や達成感も得られてよいのです。たとえば読書や知的なゲーム、文章を書いたり、俳句や川柳を考えたり、絵を描いたりするような創作活動は、認知症の予防にも適していると思います。

いくつになっても、さまざまなことに関心を抱き、知識を得たりする知的活動に励んでいただきたいものです。『養生訓』でもこういっています。


人生五十にいたらざれば、血気いまだ定らず。知恵《ちえ》いまだ開けず、古今にうとくして、世変になれず。言あやまり多く、行悔《おこないくい》多し。（中略）長生すれば、楽《たのしみ》多く益多し。日々にいまだ知らざる事をしり、月々にいまだ能《よく》せざる事をよくす。この故に学問の長進する事も、知識の明達なる事も、長生《ながいき》せざれば得がたし。（巻一の19）

五〇歳ぐらいになるまでは人間として完成されず、知恵や知識もないので、間違った言動で後悔することが多いものだ。しかし、長生きすれば、これまで知らなかったことを知り、できなかったことも可能になる。だから学問や知識は、長生きするほど成果を得られるものだといっています。

当時の五〇歳はいまの七〇歳ぐらいに相当するのでしょうか。その年齢になってもまだ勉強が必要だというのですから、現代の六〇代、七〇代は人間としてまだまだ未熟なのかもしれません。

外国語学習を例にとりましたが、ほかのことでも同じです。センターの調査では、七〇代では読書やパソコン操作、芸術鑑賞などの文化教養活動を行うことが知能のすべての側面と関連し、八〇代では、物書きや和裁・絵画などの創作活動が一般的な知識量や視覚的記憶の能力と関連することがわかっています。

長く生きてきて、いろいろな知識、能力が備わっているのです。「年だから」とあきらめずに、どんどん知的活動に挑戦しましょう。

積極的に社会とかかわる大切さ

「年老ては、さびしさをきらふ」

高齢になると、子どもたちは独立して同居家族が減りますし、配偶者に先立たれる人もいるでしょう。会社を退職すれば仕事上の付き合いもなくなり、社会との接点も少なくなります。そうするとどうしても、人と交流する機会が減ってしまいます。これは高齢者にとって、好ましい状況ではありません。

高齢者にうつになる人が多い理由として、定年退職や家族・友人などとの死別によって生活環境が変化し、それに伴って社会や周囲の人とのつながりが遮断されることが挙げられます。

それでも女性の場合は、新しく習い事を始めたり、近隣の友人たちとおしゃべりをしたりして上手に気分転換を図れる人が多いのですが、男性はなかなかそうはいきません。多くの男性は現役時代、仕事に追われるような生活をしています。そのため、仕事を忘れて打ち込める趣味を持ったり、仕事とは関係のない友人と交流したりする機会がなかったという人が多いのです。そういう人がリタイアを機に習い事をしたり、新たに友人関係を築いたりするのは、簡単なことではありません。

いきおい、外出する機会も少なくなり、家に閉じこもりがちになります。こうした高齢者の「閉じこもり」が、いま問題になっています。もちろん、足腰が不自由だったり、持病があったりして、思うように外出できないという人もいますが、身体面で支障がないのに、ほとんど外出せずに一日を過ごす人が増えているのです。

外出しなければ運動不足になりますし、身体機能も低下します。また、人と会話をすることも少なくなるため、脳に刺激が送られなくなりますし、何より精神面に悪影響を及ぼします。高齢になったらできるだけ家に閉じこもらず、外に出て人と交わったり、社会とかかわったりするほうがよいのです。

年老ては、さびしきをきらふ。子たる者、時々侍《はべ》り、古今の事、しづかに物がたりして、親の心をなぐさむべし。（巻第八の11）

年をとってから寂しいのはよくないから、子どもはときどきは親のもとで、昔のことやいまのことを話して、親の心を慰めなければならないと益軒は語っています。子どもとしてはかくありたいと思いますが、遠くに離れて住んでいたり、仕事が忙しかったりして、同居していない限りはなかなか会えない、というのが現実ではないでしょうか。そもそも子どもがおらず、配偶者とも死別して一人で生活しているという人もいるでしょう。

ですから子どもでなくとも、兄弟や親戚でも、友人や近隣の人でもよいので、気軽に集まって他愛のない会話をしあえる人を、身近に持つようにしましょう。人とのコミュニケーションによって、社会とのかかわりを見つけたり、自分の生きがいや楽しみを見いだしたりすることは、高齢者にとって非常に大切なことなのです。

少子高齢化が進んで、独居高齢者が増えていることは、大きな社会問題です。独居であっても元気に、社会とかかわりながら生きている人はよいのですが、地域社会との接点がなくなって閉じこもり状態になると、さまざまな問題が出てきます。一日中だれとも話をしない会話のない生活は、認知機能を低下させます。また、家事が十分にできないことから不衛生になり、栄養も十分にとれず、健康を害するようにもなります。その結果、餓死、病死などによる孤独死となります。

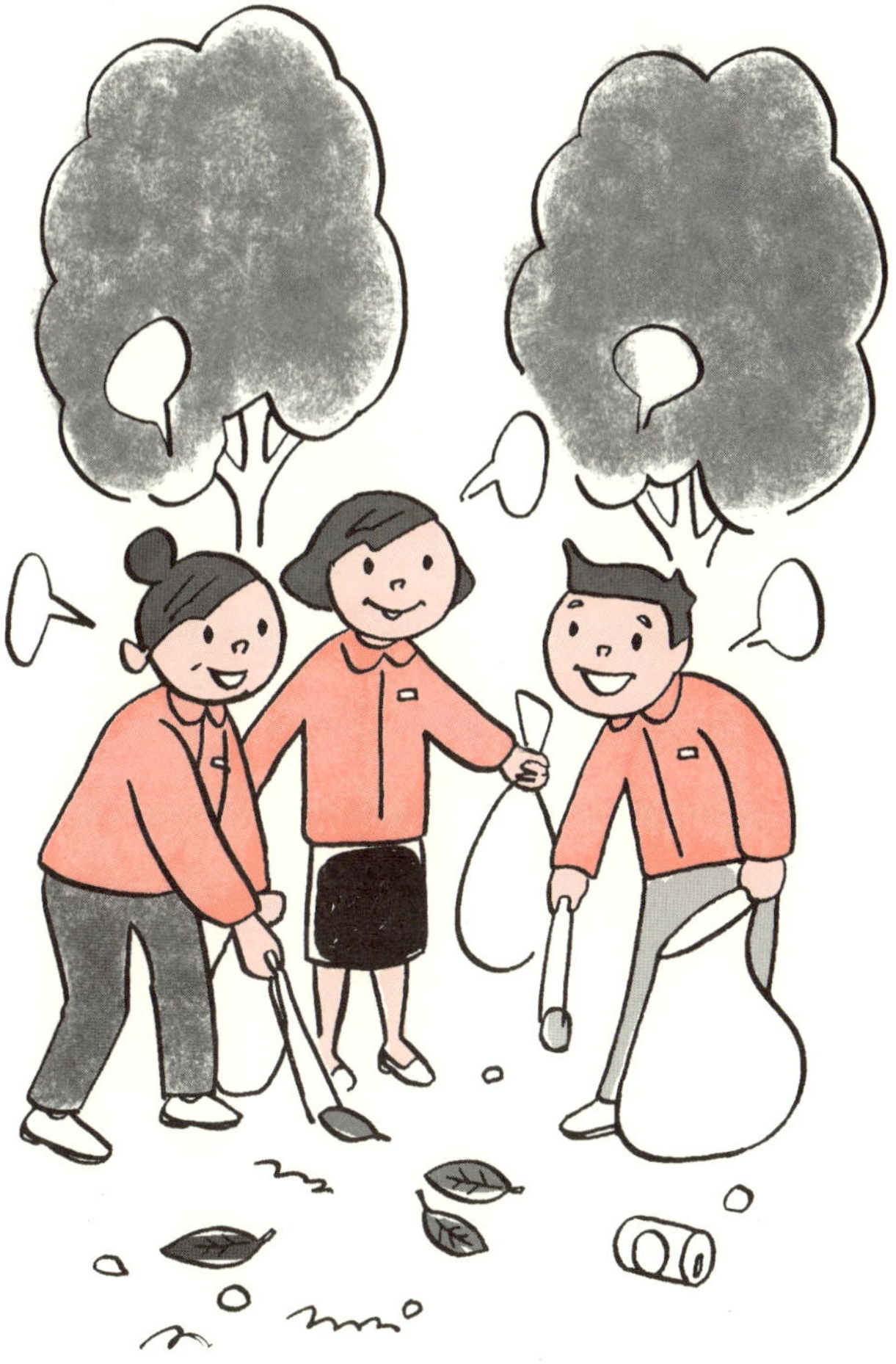

また、気軽に相談できる人がいないため、老人を狙った悪徳商法や詐欺商法、催眠商法、振り込め詐欺などの被害にあったりもします。人生の終着点がこのようになってしまっては、本当に残念です。長い間、社会に貢献し、働いてきた高齢者に、周りにいる人たちができる限りの支援をする社会にしなくてはならないと思います。

周りに家族や友人もおらず、社会と接する場もなかなか見つからないという方は、自分にできるボランティア活動がないか探してみてください。知識や経験が豊かで、時間も自由になる高齢者が役立てる場面はたくさんあるはずです。

東日本大震災以降、あらゆる年代の方々が、自分たちにできるかたちでボランティア活動を行うようになりました。もちろん、その活動は他者のため、社会のためのものですが、それによって社会の中での自分の役割を見つけられれば、生きがいにつながるはずです。

一人で暮らさなければならなくなった事情は、それぞれにあるでしょう。しかし、一人暮らしでも社会との接点は維持できるようにしなければなりません。近所づきあいはもとより、町内会など地域活動への参加、ボランティア活動などを積極的に行うようにすることが必要です。規則正しい生活をすることも大切です。

体が不自由になって、こうした活動ができなくなった場合には、施設入所も考えましょう。福祉の相談窓口に行けば、いろいろな補助を受けたり、施設を紹介してもらったりすることができます。

そうなる前に何か予防をしたいという人は、ペットを飼うのもよいでしょう。ペットとのふれあいが人の心身にもたらす効果についての研究が数多く行われ、高血圧症や心臓病に効果があるといわれていますし、最近では認知症の予防効果についても注目されています。ペットを媒介にして、ほかの人たちとのコミュニケーションの輪が広がっていくことが、一つの要因です。

ペットへの愛情が湧けば、一緒にいるだけで心が落ち着いて、リラックスできます。実際、動物とのふれあいによって癒しをもたらすアニマルセラピーが、老人施設や病院で行われています。ペットに対する愛情が心を豊かにし、また毎日の散歩や定期的なエサやりなど、適度な運動や規則的な生活が、心と体を健康にしてくれます。

ただし、ペットが原因の病気、アレルギーには十分注意してください。ハムスターに噛まれてぜんそくになり死亡した例もあります。また、ネコにひっかかれると一～二割の人はリンパ節が腫れたり、発熱したりします。通常は自然治癒しますが、まれに髄膜炎や脳症を起こすこともあるので注意が必要です。

心穏やかに淡々と暮らす

「怒《いかり》なく、うれひなく」

自分の態度や感情を省みて、若いときとは変わったなと思うところがありますか。「温和になった」「クヨクヨしなくなった」「物事を大らかに考えられるようになった」というように、人生の年輪を重ねたことによる心の余裕や、人生経験の蓄積によるプラス面が出ているようであればよいのですが、「怒りっぽくなった」「わがままになった」「いつもイライラしている」など、老人特有のマイナス面がすぐに浮かんでくるようでは問題です。

世俗、わかき時は頗《すこぶる》つゝしむ人あり。老後はかへつて、多慾《たよく》にして、いかりうらみ多く、晩節をうしなふ人多し。つゝしむべし。（巻第八の5）

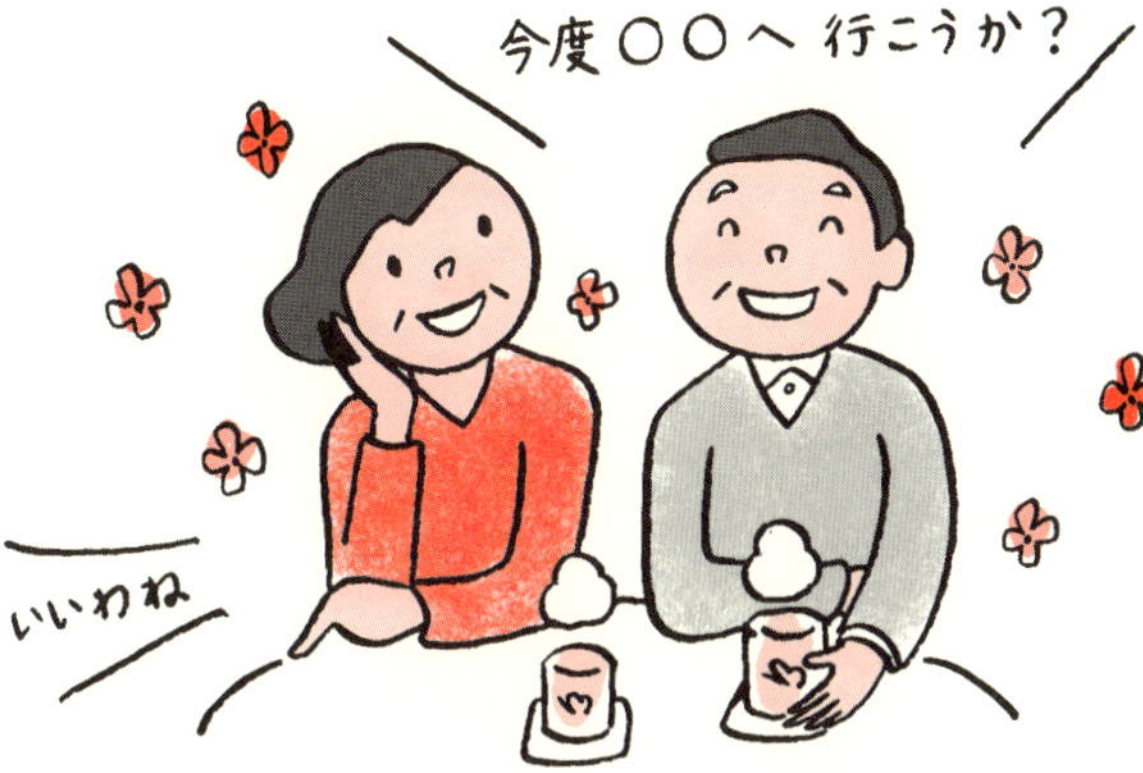

『養生訓』でも、若いときは身を慎んでいる人が、老人になって欲が増え、怒りやうらみが多くなり、晩年になって節操をなくす人が多いから、気をつけなければいけないといっているように、年をとってから頑固になったり、わがままになったり、くどくなる、愚痴っぽくなるという人が多くいます。

老年期は死を迎える時期でもあります。「死」という自分の終局面を受け入れ、同時にこれまで生きてきた時間の流れを振り返り、その中に価値を見いだして、自分が生きてきたことの意味や目的をあらためて見つける時期です。しかし、すべての人がそこに何らかの価値を見つけて、満足して死を受け入れられるようになるわけではありません。過去の過ちに対する後悔の念が強く残っている人もいます。そういう人にとって人生の振り返りは、心をふさがせる原因にもなります。

また、社会や家庭での役割がなくなっていくという喪失感、配偶者や兄弟、親しい友人が亡くなって自分だけが取り残されるという疎外感、それに加えて体力が落ち、体が自由に動かなくなり、目や耳が悪くなっていくという身体的な問題、これらによってうつ状態になる人も多くいます。そんな状況でかたくなに自分を守ろうとするために、頑固になったり、わがままになったりするのです。

残念ながら、現代医学はこうした問題にまだまだ無力です。相対的に高齢者が少なく、また心身に優れている人たちだけが長生きできた江戸時代とは異なり、現代は多くの人が八〇歳を超えて生きるようになりました。『養生訓』の時代にはあまり問題にならなかった高齢者の問題が、現代社会の大きな問題になっています。がんや脳卒中は怖い病気です。しかし、すべての人がかかるわけではありません。老化による心身の変化は、すべての人に分け隔てなく訪れます。それに立ち向かう研究者はあまりにも少なく、対策は遅々として進みません。

ただし、こうした理由以外に、病気によって感情をコントロールする能力や表現能力が低下し、性格が変わったように見えることもあります。脳梗塞や脳出血などによる脳血管性の認知症が原因で、感情失禁が起きるのです。突然怒り出したり、急に泣き出したり、笑い出したりと、感情を抑制することができず、まるで失禁するように感情を垂れ流してしまうのでこう呼ばれています。自分や周りの人にこういう症状が出たらすぐ対応する必要があります。かかりつけ医か老年病専門医、神経内科医、場合によっては精神科医に早めに相談しましょう。

『養生訓』に戻ると、益軒は老後の過ごし方について多くのアドバイスをしていますが、そこには、「心しづかに」「多慾をつつしむ」「従容と」という言葉がたびたび出てきます。

そして、老人養生の要諦をこうまとめています。

怒《いかり》なく、うれひなく、過《す》ぎ去《さり》たる人の過《あやまち》を、とがむべからず。我が過《あやまち》を、しきりに悔《く》ゆべからず。人の無礼なる横逆《おうぎゃく》を、いかりうらむべからず。是皆、老人養生の道なり。（巻第八の6）

怒らず、憂うことなく、むかしの他人の過失をとがめず、また自分の過ちを悔やまず、他人の無礼を怒ったりうらんだりしてはならない。それが老人の養生の道であるといって

います。老人になったら、心穏やかに、怒らず、欲を持たず、淡々と日々を送ろうという
ことでしょうか。益軒はこうもいっています。

年老ては、わが心の楽《たのしみ》の外、万端、心にさしはさむべからず。（巻第八の23）

年をとると、若い頃とは違って「〜すべき」ということが減ってきます。嫌なことや煩わしいことを避ける知恵もついています。そうした雑事から遠ざかり、心が楽しくなることだけをして、「心しづかに」「従容と」暮らすことが可能になるのです。

本章の冒頭でもお話ししたように、「老いも気から」です。老いを否定的にとらえるのではなく、前向きにとらえるようにしましょう。

「耳が遠くなった」とぼやいている方は、「嫌なことが聞こえなくなってよかった」と考えましょう。「物忘れがひどくなって困る」という方は、「嫌なことを忘れられるようになった」と逆に喜んではどうでしょう。

煩わしいことをはねのけ、「心穏やかに、そして淡々と」生きることは、高齢者だからこそできる生き方なのかもしれません。

人はみな養生して健やかな長寿を

「天年を永くたもつべし」

どれほど医学が進んでも、老化を完全に阻止したり、人間を永久に生きさせることは不可能です。人間は必ず老いますし、いつかは必ず死ぬものです。

「天寿」という言葉があります。「天から与えられた寿命」のことで、人間はどんなに地位のある人でも、どんなにお金のある人でも、必ずいつかは寿命が尽きます。『養生訓』も、「天年」すなわち天寿をまっとうすることの大切さについて、何度もふれています。

内慾をこらゑ《へ》て、すくなくし、外邪をおそれてふせぐ、是《これ》を以《もって》元気をそこなはず、病なくして天年を永くたもつべし。（巻第一の４）

養生の道なければ、生れ付《つき》つよく、わかく、さかんなる人も、

天年をたもたずして早世する人多し。是《これ》天のなせる禍《わざわい》にあらず、みづからなせる禍也。天年とは云《いい》がたし。（巻第一の31）

養生して欲望を自制し、邪気を防いで元気を損なわないようにすれば、病気にならず天寿をまっとうできる。養生しなければ、生まれつき頑健な人も早死にしてしまう。それは天寿ではなく、自らが招いた禍である、といっています。

では、人間の天寿はいつなのか、つまり人間は何歳まで生きられるものなのでしょうか。先述したとおり、益軒は人の寿命を一〇〇歳、六〇歳以上は長生きと考えていました。

この問題については、さまざまな説を唱える人がいます。アメリカの研究者のなかには、一五〇歳から二〇〇歳まで寿命を延ばせるようになるという人がいますし、ホルモン投与などによって一四〇歳から一五〇歳までは寿命を延ばせるという人もいます。いずれも極端な意見ですが、現在のところは、「人間の寿命は一二〇歳程度が上限」という説が有力です。私もそのぐらいが妥当だろうと思います。なぜかというと、脳の寿命が一二〇年ぐらいだからです。

内臓は予備力が非常に強いので、二〇〇年ぐらいはもつのですが、脳はそういきません。一〇代をピークにどんどん細胞が失われ、九〇歳を過ぎるとほとんどの人に「ぼけ」が出てきます。体のほかの部分が元気でも脳が衰えてしまうので、脳の寿命が人間の寿命と考えられるのです。

現在、再生医療の研究が着実に進められています。細胞を培養・移植してダメージを受けた器官や臓器の機能を取り戻す再生医療が可能になれば、将来的には二〇〇歳、三〇〇歳まで寿命を延ばせるようになるかもしれません。しかし、脳だけはどんなに科学が進歩しても、移植や再生ができません。脳を新しくするということは、別の人間になるということだからです。

時代の推移と医学の進歩とともに、寿命の概念も変わってくるでしょう。また、死に対する感覚も違ってくるかもしれません。現在、尊厳死に対する意識が非常に高くなっているように思います。尊厳死とは、自らの意思で「不要な」延命治療を拒否し、人間としての尊厳を保ちながら死を迎えることです。

それこそ江戸時代であれば確実に死を迎えたであろう人が、医学の進歩によって命を長らえられるようになっています。一方で、やはり医学の進歩によって、本人の意識がなくなってからも、機械によって延命されるということも増えています。こうなった場合、私たちはどういう選択をすればよいのでしょうか。センターの調査では、「意識が戻らないなら機械で延命したくない」という人が八九%を占めました。寝たきりになって、食事がとれなくなったから胃ろうで栄養を与えられるというのでは、生きている価値がないという人もいます。

しかし私は、そういう考えは間違っていると、あえていいたいのです。痛みがあっても、苦しくても、生きていることに意味があります。生きていれば必ず、希望が生まれます。『養生訓』のいうように、「人は天地父母の恵みを受けて生きる」ものなのですから、きちんと天寿をまっとうする義務があるはずです。

尊厳死についてはさまざまな考え方があるでしょう。本人の希望に沿った治療法を行うのは大切ですが、それが一人歩きをして、「寝たきりになったら死んだほうがよい」という考え方が蔓延するのは、恐ろしいことだと私は危惧しています。

だれもが、「天命をやすんじて、うれうべからず」の心境で人生の幕を下ろせることが、いちばんの幸福なのではないかと私は考えています。

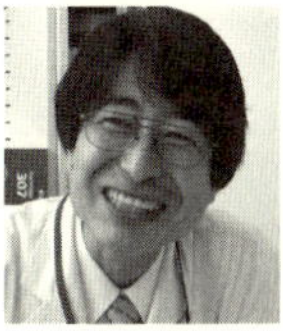

下方浩史（しもかた・ひろし）

元国立長寿医療研究センター予防開発部長
名古屋学芸大学大学院教授

1977年3月、名古屋大学医学部卒業。同年4月より大垣市民病院にて研修、1982年3月、名古屋大学大学院博士課程修了（第3内科）、医学博士、同年4月、名古屋大学医学部老年科に医員として入局。

1986年6月～1990年3月米国国立老化研究所（NIA）へ客員研究員として留学。1990年4月より広島大学助教授。

1996年6月、国立長寿医療研究センター研究所疫学研究部長、2010年4月同センター予防開発部長。

2013年4月、同センター嘱託研究員になるとともに、名古屋学芸大学大学院教授に。現在、大学の講義、同センターでの研究とともに、日本老年学会幹事、日本健康支援学会理事、日本公衆衛生学会、日本肥満学会、日本臨床栄養学会、日本未病システム学会などの評議員を務め、厚生労働省の長寿科学総合研究などの主任研究者として長寿、老化に関する疫学的研究を行っている。

Creative Staff

編集協力／鎌田淳司
装丁・デザイン／大橋義一（gadinc.）
本文・装丁イラスト／末続あけみ

「養生訓」に学ぶ！病気にならない生き方
元気で人生を楽しむために大切なこと

2013年7月5日第一刷発行
著　者　下方浩史
発行者　三浦信夫
発行所　株式会社素朴社
〒164-0013　東京都中野区弥生町2-8-15　ヴィアックスビル4F
電話：03-6276-8301　FAX：03-6276-8385
振替　00150-2-52889
http://www.sobokusha.jp

印刷・製本　モリモト印刷株式会社

ISBN978-4-903773-17-9　C0047　価格はカバーに表示してあります。